我們永遠都在：

慈悲利他．慈濟醫療志工誌

總策畫／花蓮慈濟醫學中心

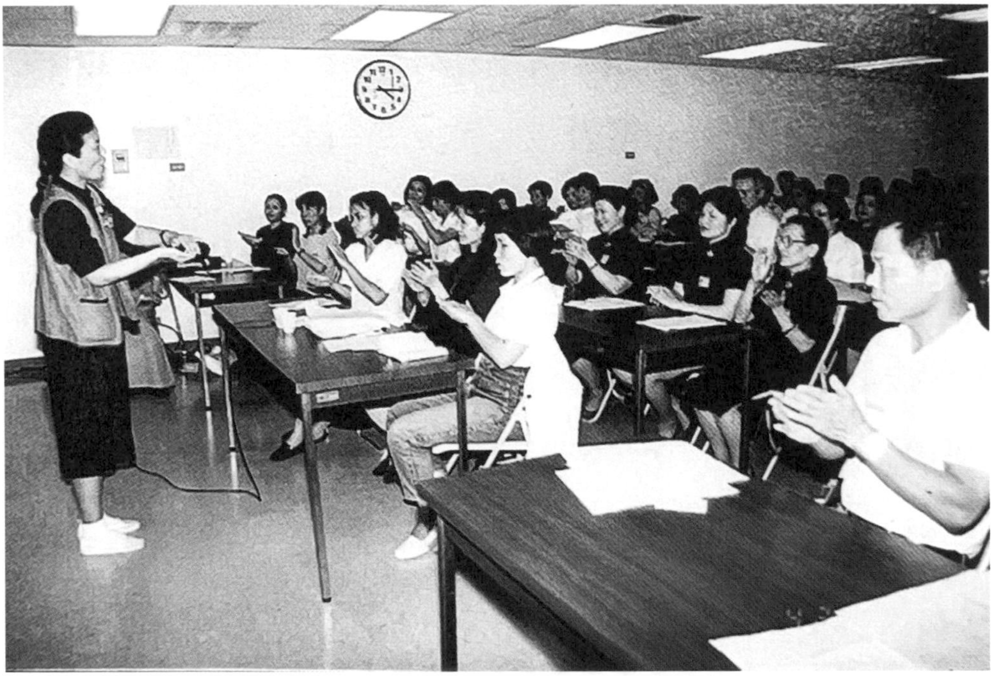

三十多歲時的顏惠美師姊（左）已常住慈院擔任志工，並分享、號召更多人參與。

信 ——當病人的守護者

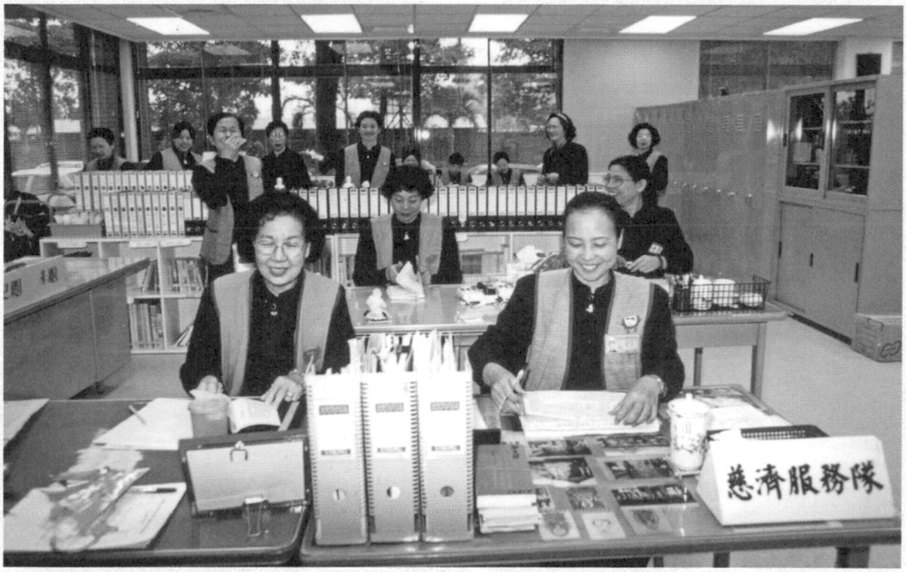

慈濟醫療志工前身「慈濟服務隊」。受證志工把醫院當後頭厝（娘家），歡喜寫在每個人臉上。

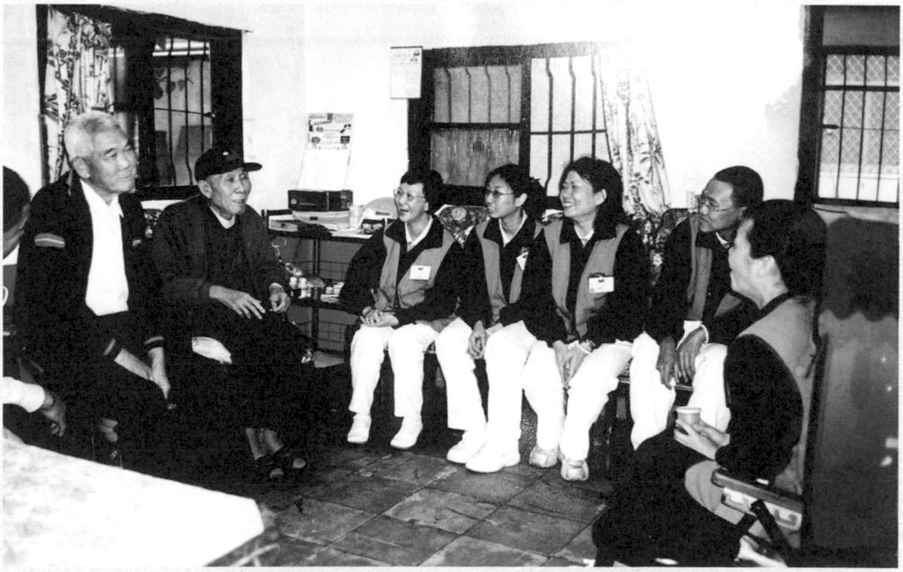

顏惠美（右一）帶著培訓中的志工居家訪視，與關懷戶閒話家常。

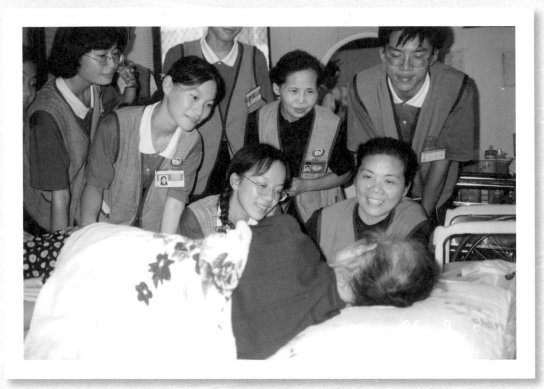

寒暑假各大專院校慈青社學生回到醫院做志工，顏惠美師姊（前排右一）帶著他們關懷居家病友，他們暱稱顏惠美為「師姑」。

信 ——當病人的守護者

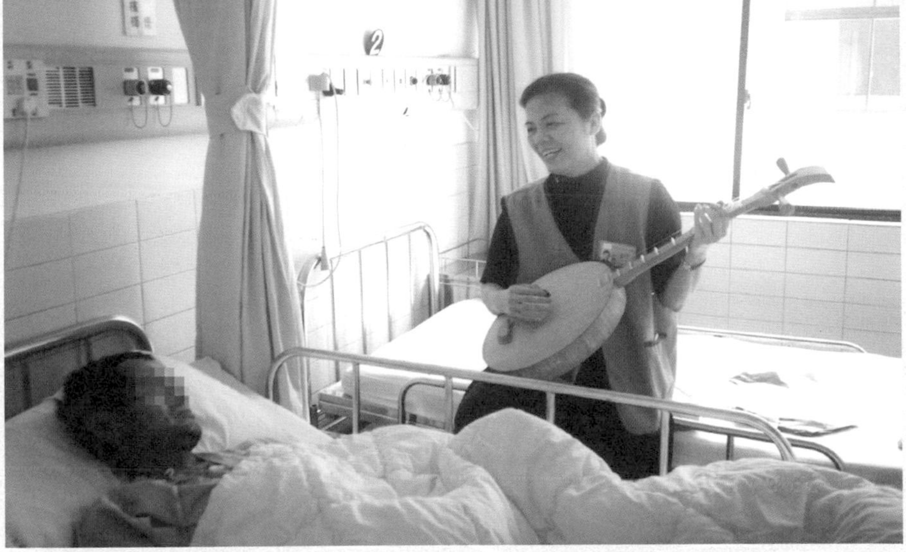

音樂是最容易走進病人內心的橋梁，顏惠美師姊也常彈奏說唱膚慰病人。

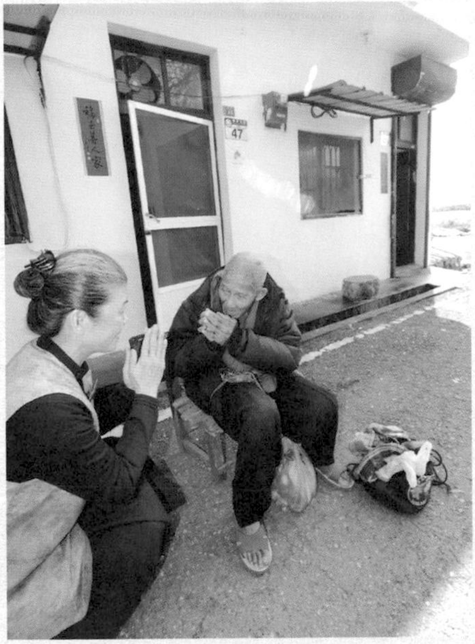

撿石維生的獨居榮民陳才，想為 921 地震重建盡心力，捐出棺材本一百萬元，顏惠美師姊等人擔心已近八旬的陳才生活陷入困境，經多次遊說，把他接到靜思精舍附近的康樂小築，安度晚年。直到往生前幾年才移居榮家，2019 年年底往生時，他已高齡一百零四歲。（此照攝於 2014 年 1 月）

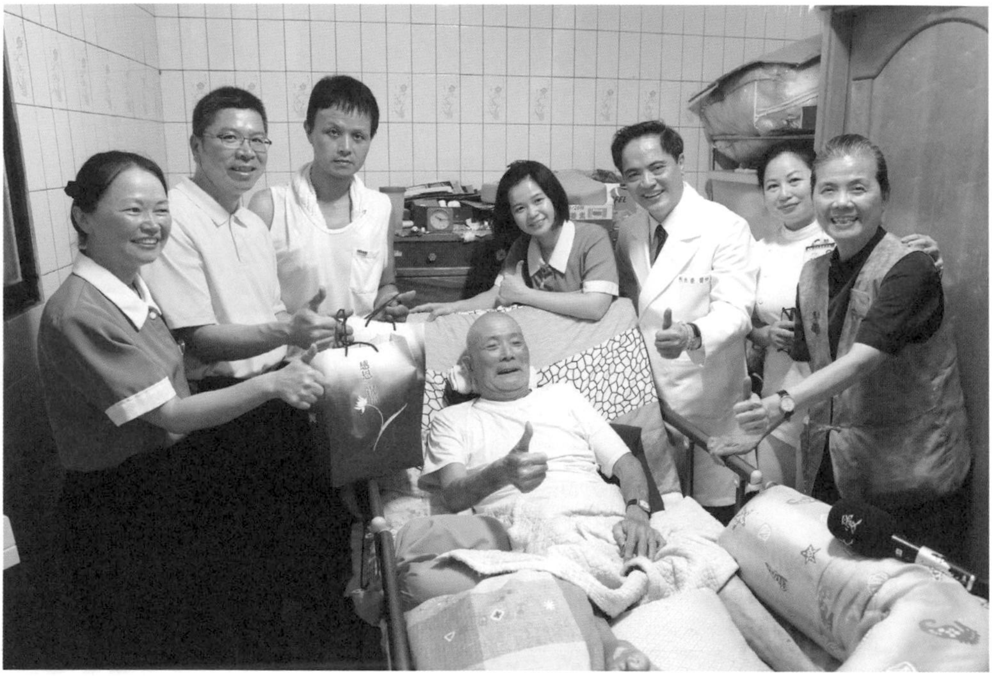

每年八月院慶前，顏惠美師姊等醫療志工帶著醫護人員與居家護理師等人分多條動線訪視居家臥床的病友。上圖右三為林欣榮院長、右二為護理部主任鍾惠君、右四為現任長期照護部社區健康中心副主任賴至妍、左二為人文室組長張春雄、以及已退休的居家護理老兵林金蘭（左一）。

願 ——照顧院內，守護院外

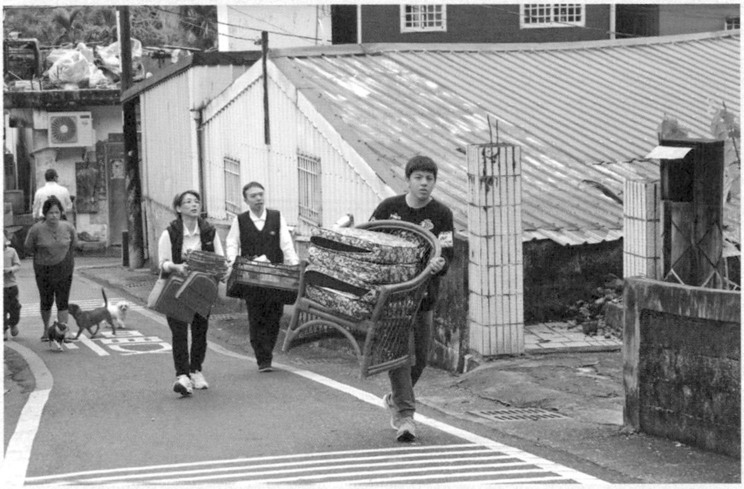

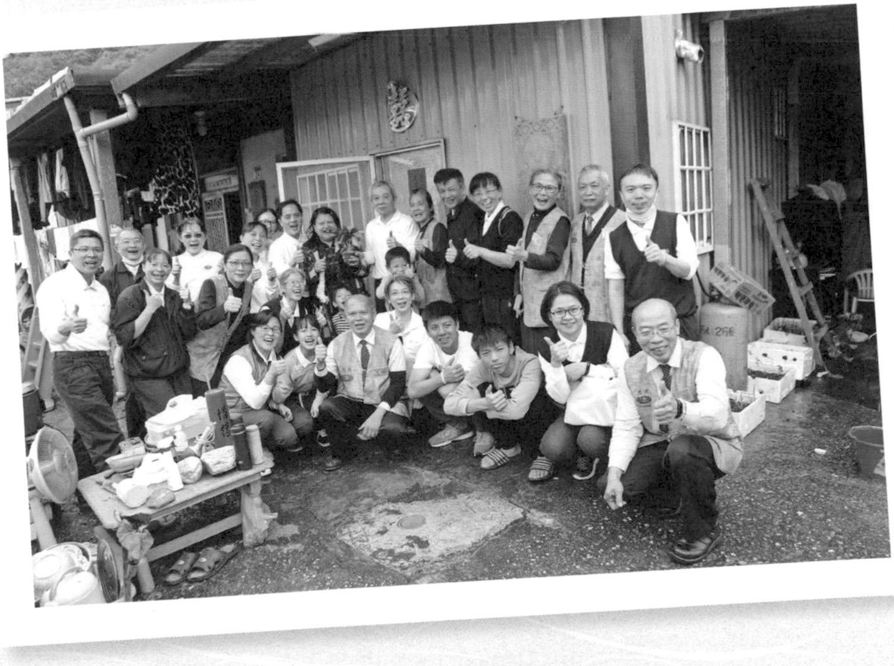

每年春節前，醫療志工會帶著同仁到關懷戶家中除舊布新，也讓同仁體驗志工活動。

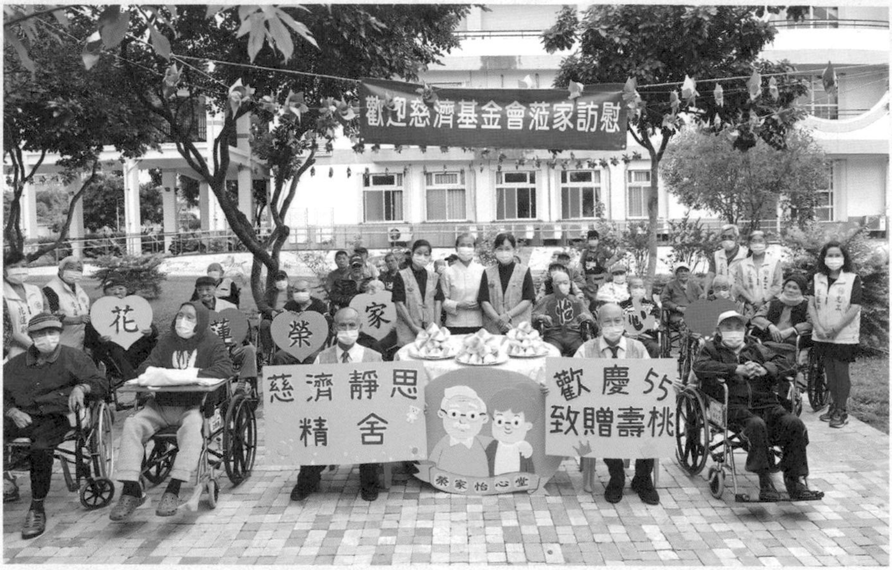

慈濟基金會周年慶、端午、中秋、臘八及春節，顏惠美師姊與醫療志工便會前往長年往來的機構，分享過節喜悅。志工送慈濟壽桃的花蓮榮民之家。

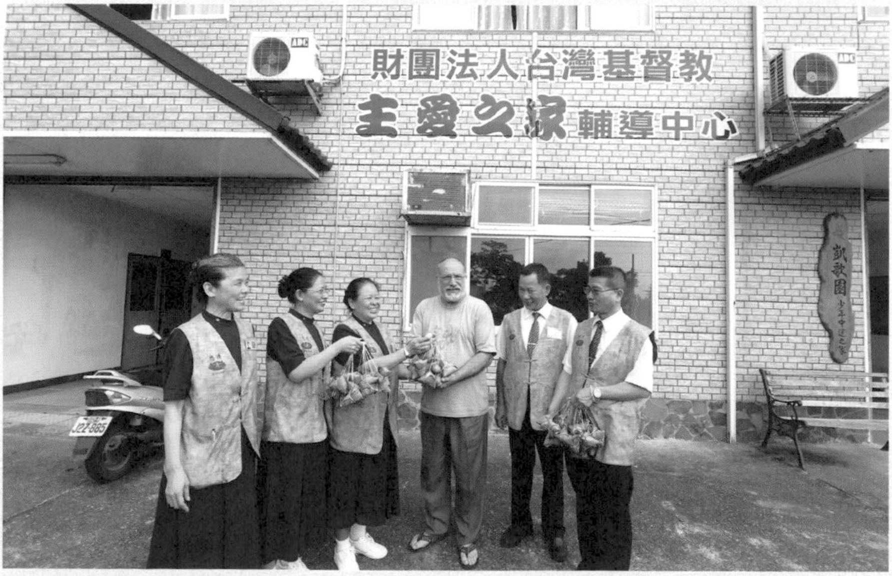

端午節前送素粽到主愛之家。

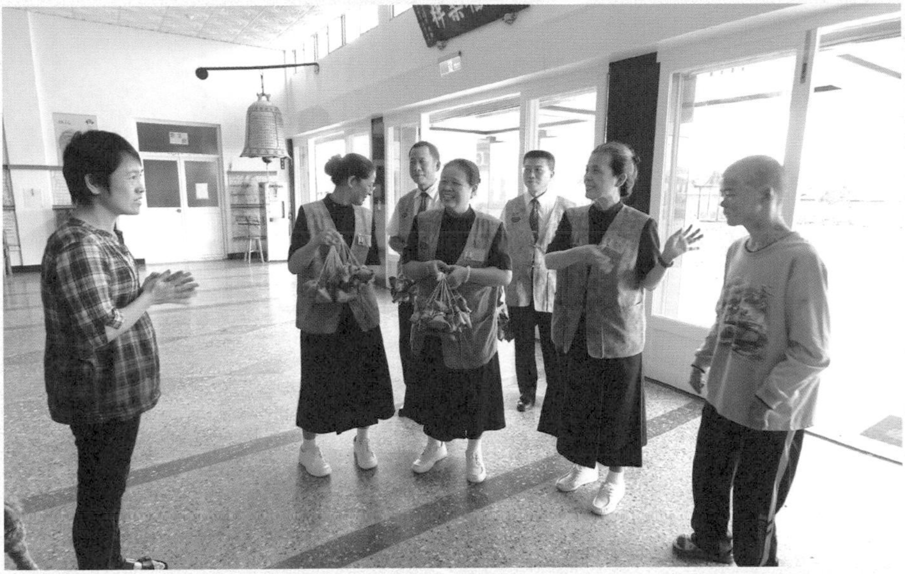

送粽子到禪光育幼院。右一是醫護團隊與志工關懷近三十年、罹患遺傳性表皮分解性水皰症的「泡泡龍」凱文。

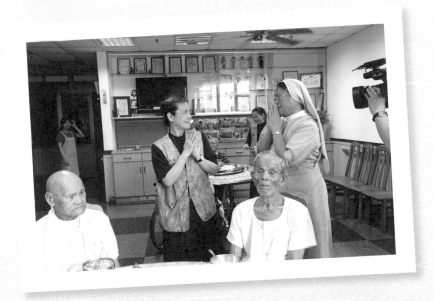

天主教花蓮縣聲遠老人養護之家的修女與顏惠美師姊已是二三十年好友，志工利用端午節送素粽前往關懷。

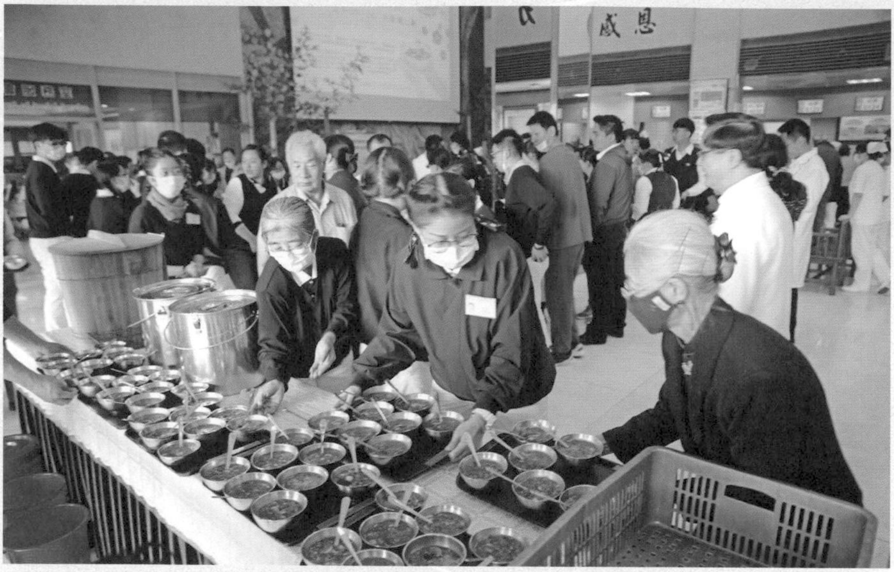

每逢臘八節，醫療志工與精舍師父會烹煮熱騰騰的臘八粥與鄉親、同仁分享佛陀證道的故事。（圖為疫情前拍攝）

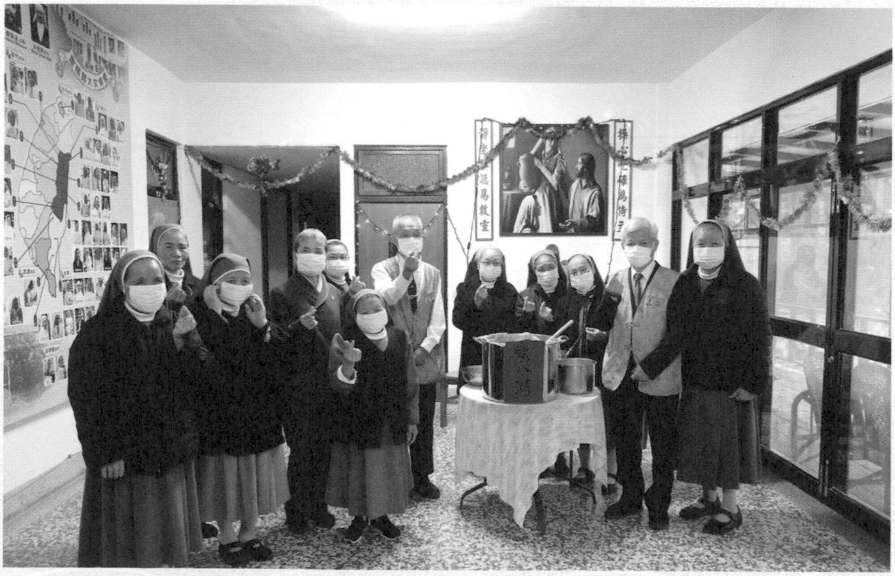

醫療志工送臘八粥到天主教聖瑪爾大女修會等機構。

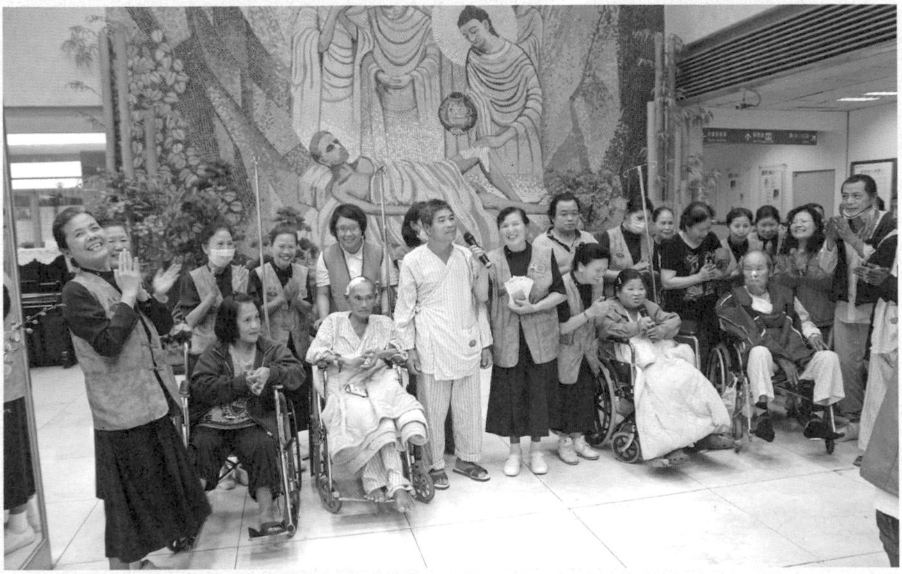

疫情前，每週六下午的溫馨下午茶，常有住院病人上台分享。

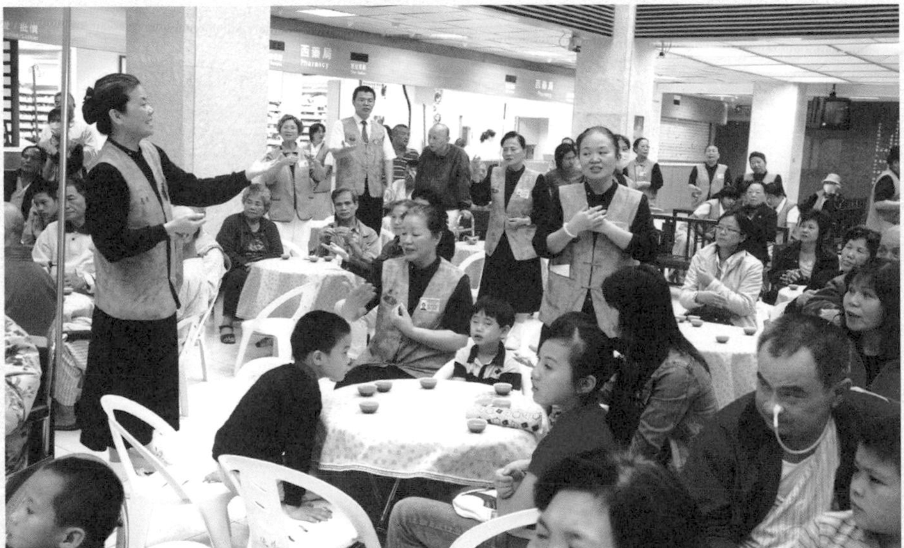

在台下的小圓桌，坐滿了病人及家屬。

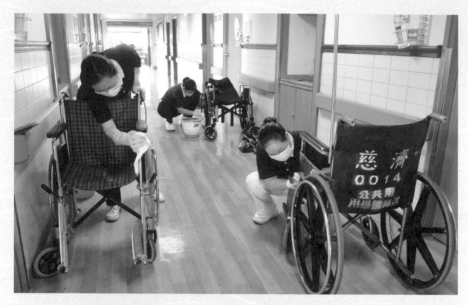

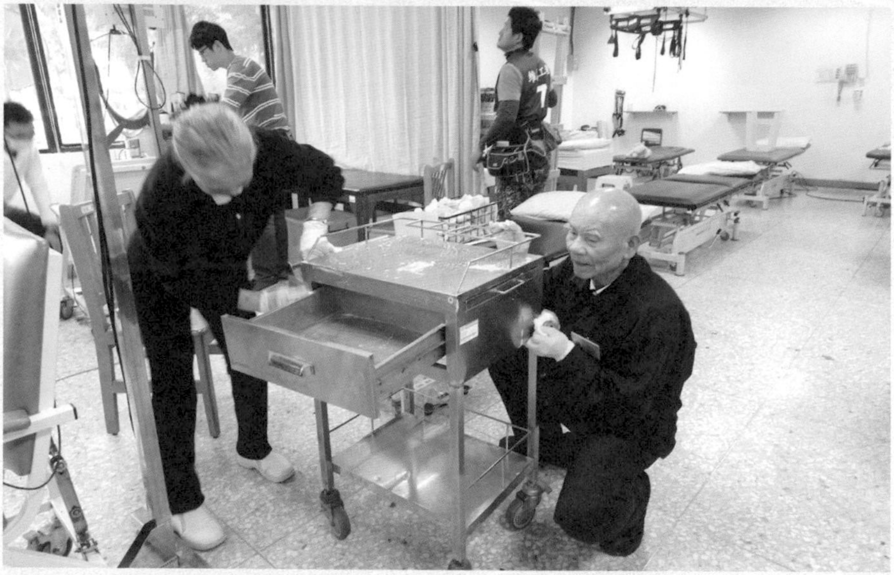

每到醫學中心評鑑前，宜花東三縣的醫療志工就會擇一天到醫院來，與同仁協力為醫院內外的環境再做一次大清潔。醫療志工分布在每一角落，包括輪椅的擦拭（上圖）、窗戶、椅子、工具車（下圖）、環院步道……。

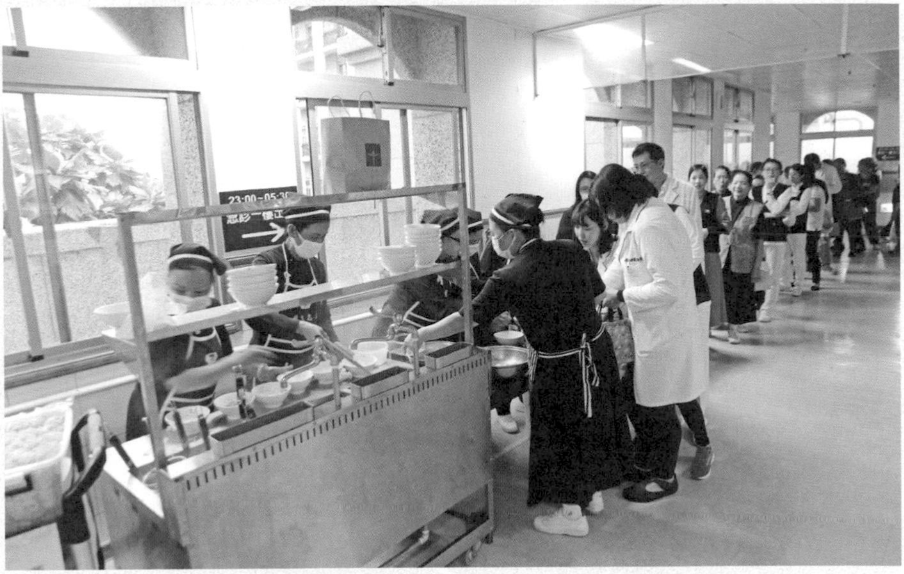

醫療志工心疼同仁準備醫學中心評鑑非常辛苦，以美味的「元氣擔仔麵」為同仁打氣。

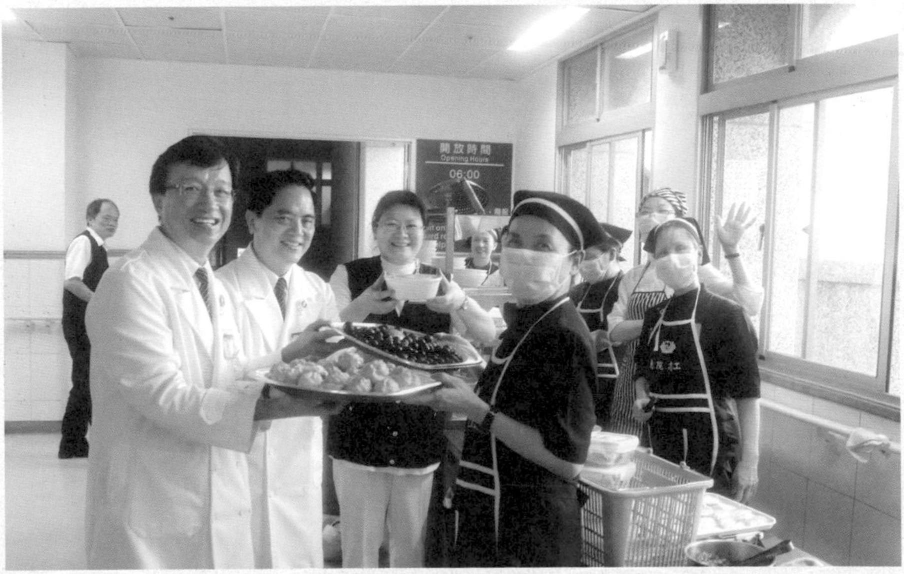

林欣榮院長（左二）與醫務秘書李毅致送糕點感恩醫療志工。

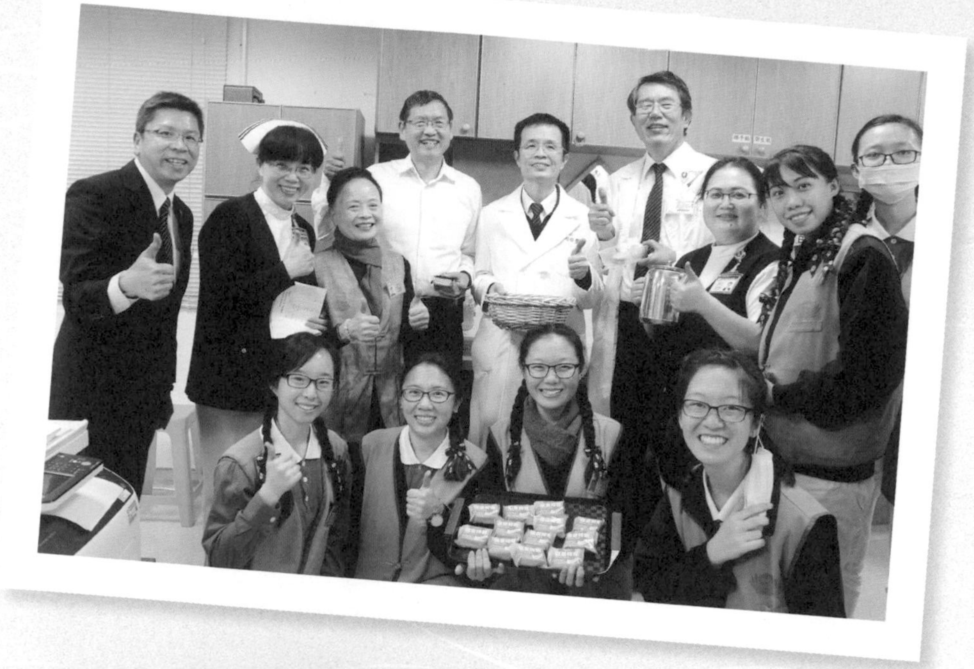

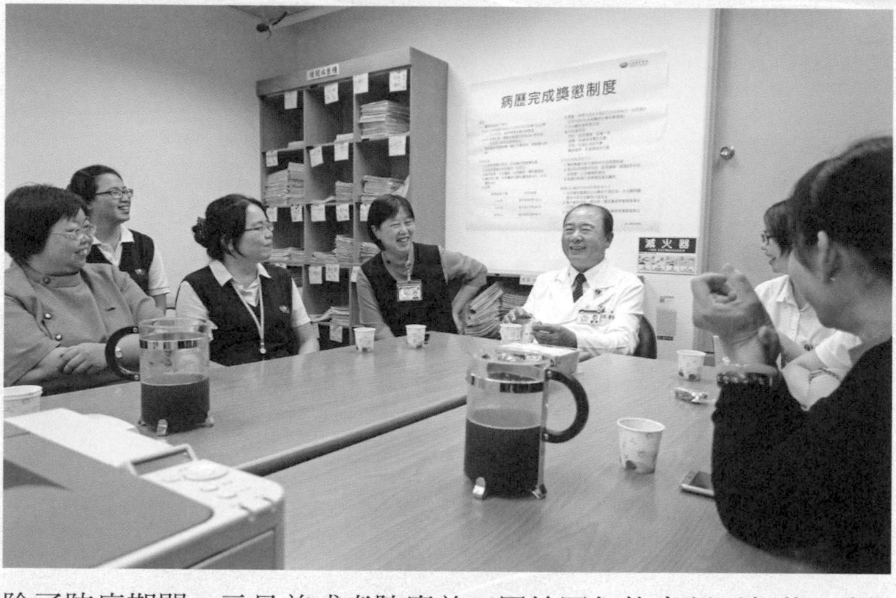

除了防疫期間，元旦前或者院慶前，屬於同仁的幸福下午茶，由院長室主管、護理部主管與志工將茶點逐一送到各單位。上圖為副院長陳培榕與督導李彥錚、蘇足師姊至周邊血管檢查室。下圖為副院長許文林與醫事室同仁同飲幸福下午茶。

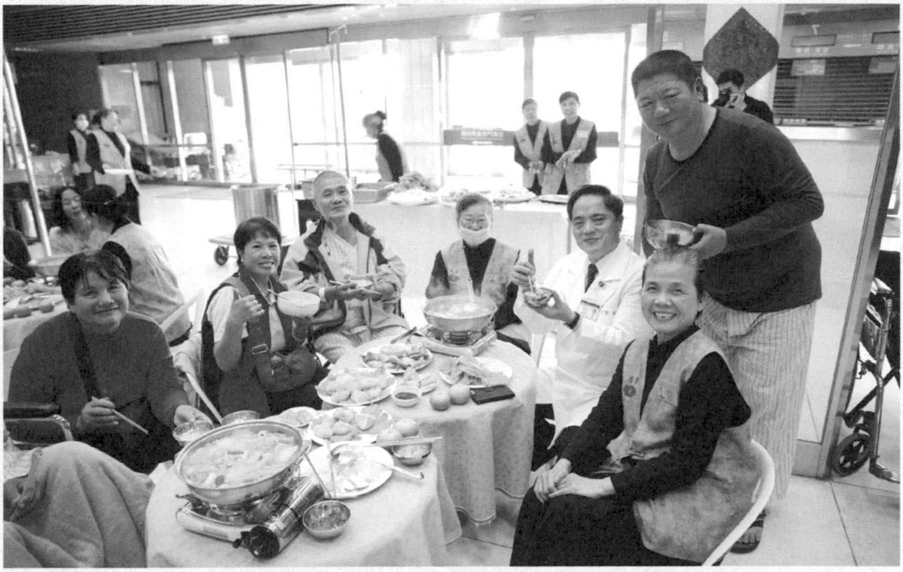

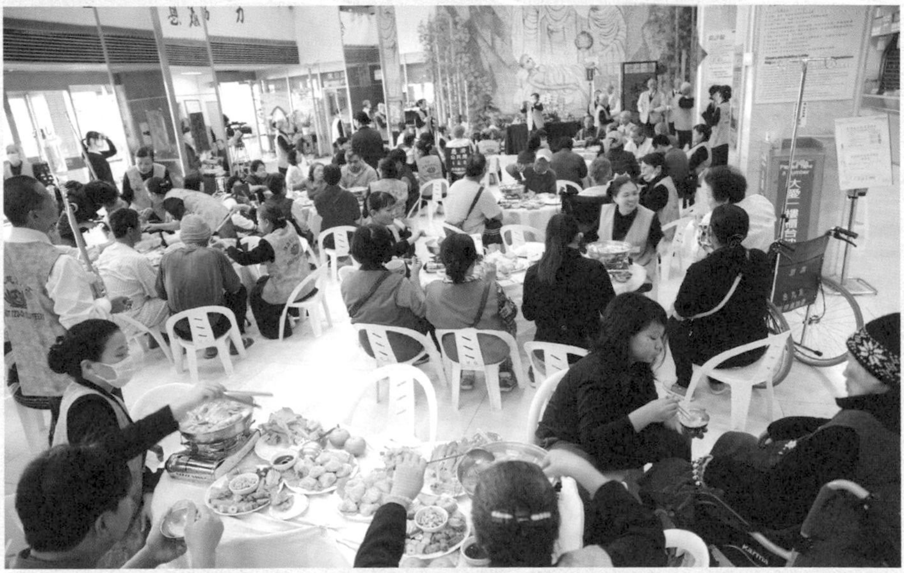

在除夕下午，醫療志工在大愛樓大廳為無法出院過年的病人及家屬舉辦圍爐。院長林欣榮（上圖）也會應邀到大廳，先向大家拜年。大廳除夕圍爐盛況，只有在疫情期間停辦。

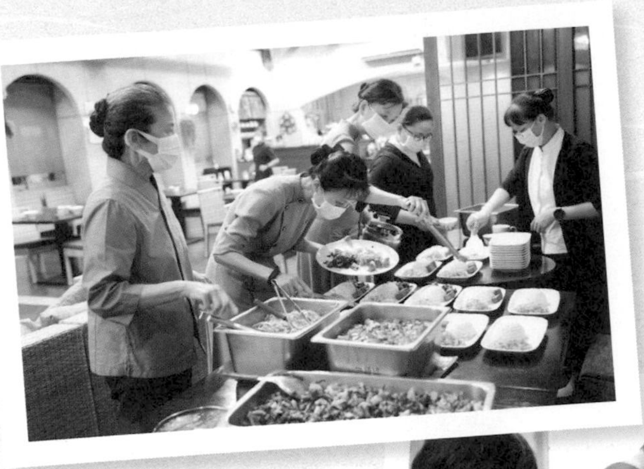

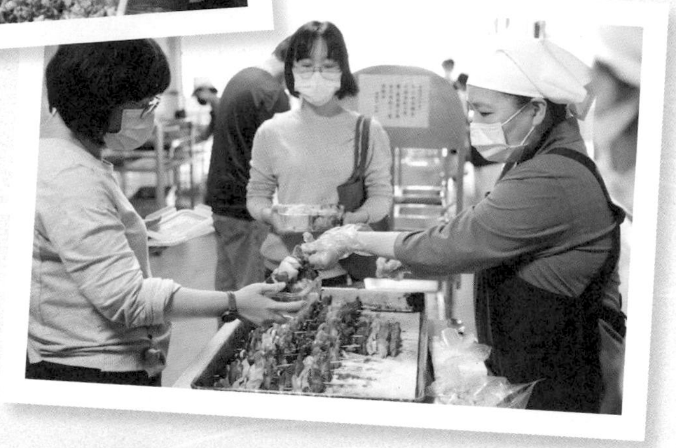

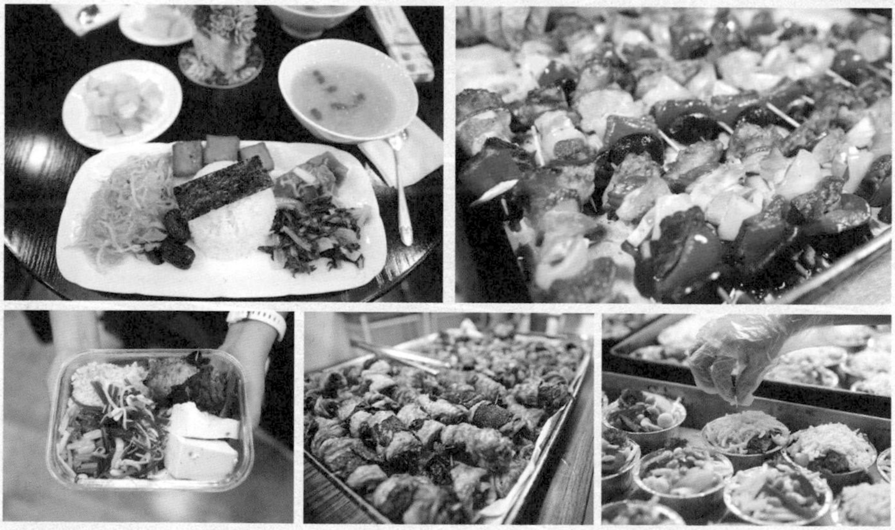

身為醫療志工，也把推素做為終身志業，時常自掏腰包、下廚為為同仁加菜（上圖），疫情期間響應非素不可，更以「蔬福食堂」邀請同仁體驗美味素食。

序　走上醫院志工的修行路

佛教慈濟基金會創辦人　釋證嚴

花蓮慈濟醫院啟業已第三十八年了，感恩被譽為「軟體中的軟體」的志工菩薩，很稱職的承擔起連結醫護與病患間的角色；不僅是醫病之間的潤滑劑，也是醫護菩薩的好幫手。使得步調緊湊沉悶的醫院各角落，因為有志工菩薩的穿梭服務，就如同天空有了雲彩，乾旱的大地得到雨露滋潤一樣；因為志工熱情的諮詢指引，不僅醫護同仁可以稍微喘口氣，病患也不再徬徨無助了。

其中被大家尊稱為「志工老兵」的顏惠美（法號：靜曦），原本是花道老師，也是一位精進的慈濟委員。為了師父要在花蓮啟建醫院，她發心到處募款，逢人就說慈濟。曾經進到臺北名剎善導寺，面對坐在觀眾席來自各道場的大法師，本來內心還有一點怯弱，但為了成就這座救人的醫院如願矗立在東部，立時勇氣倍增，大步向前，侃侃談起師父的建院理念。這分膽識和堅定不移的信念，正是成就花蓮慈院順利竣工啟業無數小水滴中一滴水的力量。

更感恩的是，花蓮慈院竣工啟業後，她的目標很清楚，就是響應師父號召，要回來慈院擔任常住醫療志工。究竟醫療志工要扮演怎麼樣的角色才能恰如其分？先是觀摩臺大醫院行之有年的志工服務如何運作，邊作邊學習。慈院啟業一段時間後，她又東渡日本向當地的醫療院所取經，綜合所長，再內化成慈濟模式的志工服務。

病患百百種，尤其經濟落後、青壯人口嚴重外流的後山花蓮，慈院收治的病患有不少是經濟弱勢的長者和身障者。醫護菩薩基於天職，一律施予無差別的醫療救治，目的是讓患者健康出院回家。此類病患或積習已久，或者家庭得不到支持，心態比較消極；其實「三分身病，七分是精神」，醫療和投藥只能療治他的身病，心病就有賴醫療志工發揮智慧，技巧的探索病患內心深處的需求，方能就病象提出解方。

醫院會有醫療爭議，多數是醫病溝通不良。即便醫師站在病患立場，幫他找尋省錢又適當的醫療資源，才會開出轉院單；但病患不知其中原委，以為院方趕他出院而忿忿不平。靜曦服務久了，很清楚勞保局的規定，語氣溫和但立場十分堅定的說：「您若要持續作復健，就必須回到戶籍所在地，才能得到補助喔！」就在緊要時刻，及時平息病人的誤解與憤怒。

醫院裡有很多悲歡離合，賺人熱淚的故事。癌末父親眼見時間在倒數，他最後的願望但求父子相會就心滿意足了；但因過去放蕩的人生，置家庭於不顧，使得孩子也複製他的錯誤，關押於某監獄。這群志工菩薩爲了圓滿受刑人的願望，立時展開尋人的超級任務。當父子再見面時，面對孩子冷漠的面孔，父親就像得到救贖一樣很滿足，終於不用帶著遺憾離開世間了。只求孩子能叫他一聲「爸爸！」孩子很彆扭很不情願，靜曦及時扮演潤滑劑的角色，促成父子相會。既圓滿父親的願望；孩子的肢體表情儘管很不自在，將來也不會扼腕後悔了。

很感恩我們志工菩薩的服務不僅限於院內，甚至走出院外，對出院病患進行居家關懷。若有醫護菩薩同行，還可以作簡單的檢查和衛教。靜曦看到病家環境髒亂，心生不忍，立時與同來的幾位志工捲起袖子開始打掃，接著牆壁門窗還要重新上漆，有時看到桌上的飯菜都發餿了，打開米甕，粒米全無，心中一陣酸楚；志工自掏腰包很快地爲貧苦家庭送上白米青蔬。

醫療有慈善作後盾，對病患，尤其經濟弱勢的病患；以靜曦爲首的常住志工常常自掏腰包，及時提供病患需要的物資，或者幫助病患尋找其他資源。志工無所求的愛，病患是點滴在心。對於醫療束手的重症患者，志工試著與病患溝通身後的器官捐贈，或者成為大體老師；多數人初聞提議，震驚難免，但也不會當面排斥，沉澱一段時間後，靜曦手上又多了好幾張大體老師、器官捐贈的同意書。這些捨身菩薩的名字將永遠鏤刻在醫學院的紀念碑上。

三十八年前，師父只是提出「醫院志工」的概念，真正身體力行走出一條恢宏開闊的志工大道，正是以靜曦為首，包括靜易、慮衡、慮熹、慈芝、慈芬、惟銘、慮雯等以院為家的常住志工的努力，還有來自全臺連連接接的梯次志工，適切的扮演醫病間的橋梁，也改變無數病患，和病患家庭的命運。穿上這襲「迷你袈裟」的志工菩薩，不僅是醫院的亮點，也是醫護和病患的貴人。

序　如風不可少——慈悲是他的基因

佛教慈濟慈善事業基金會　副總執行長　林靜憪（碧玉）

虛空可量風可繫，志工願力不思議，感恩花蓮慈濟醫學中心院長室及團隊，用心擘畫「慈悲利他，我們永遠都在」志工專書。是的，《我們永遠都在》這是一本草創初期慈濟醫療史，亦是臺灣醫療志工服務發展重要參考書。

感恩證嚴上人於一九六六年，因一念悲心，不忍見貧病苦難無依，自己生活雖非常拮据，除了每天多作一雙嬰兒鞋，更以無比勇氣呼籲家庭主婦日存五毛錢，以小錢行大善精神，創辦克難慈濟功德會，在一九七二年設立貧民施醫義診所，開臺灣慈善醫療志業之先河。

上人於積累近十三年濟貧經驗，深感貧病相依，尤其是東部地區缺乏醫療，病患經常求救無門，若知病因大多已經是末期病患。因此於一九七九年五月發願在花蓮，爲東部地區民衆興建一所高水準醫院，當年志工人數不多，沒有經費沒有土地，如何推動建院呢？這是一個高難度的挑戰，雖難行卻也必須向前行，因此感動無數熱心人力追隨參與，他們奔走大街小巷，募心、募人更募款。

當時在一家大公司服務的顏惠美師姊，就這樣放棄到日本進修機會加入慈濟，當知道募得款項距離八億元預算非常遙遠，立刻鼓起勇氣，聯絡在佛教界很有影響力的《慈雲》雜誌，是否能協助報導？這就是所有慈濟委員爲興建醫院想方設法，勇猛精進尋覓任一募款管道最佳寫照。

歷經無數艱辛，醫院終於一九八六年八月啟用，因地處東部，醫護等專業人員不願東來服務，幸好與臺大建教合作，有臺大醫院支援略解困境，但人力窘境依然舉步維艱。

另則是，證嚴上人邀約志工於醫院完成啟用後，一起關懷照顧醫院這個家。非常感恩顏師姊在這一萬三千多個日子以來，固守醫院如自己生命，因爲守住醫院，帶動無數的志工，更有如顏師姊的明月、蘇足、紀雪、紅芬、麗芬、靜芝、寶彩、芳嬌、秋忠……等等常住志工的加入。尤其在人人談疫色變的 COVID-19 疫情期間，更帶領醫療志工住宿於院區，寸步不離醫院，呵護全院同仁爲己親，守護病患與家屬於方寸間，醫療志工們更是日日甘冒染疫風險，守在醫院門廳前，若無大無畏菩薩精神怎可能呢？

憶起啓業初期，因大部分護理人員，剛從學校畢業，與病患之間溝通不順，顏師姊與當時的杜詩綿院長夫人以及婦產科楊醫師的太太商議，如何協助這些稚嫩護理人員撫慰病患。因爲護病之間難題就在眼前，爲立馬解決難題，念起即行開始摸索，床邊志工服務作業，開創全球絕無、慈濟僅有的醫療志工服務新模式。

是什麼新模式呢！就是全方位的補位，在院內，一所綜合醫院病患疾病多元，病情變化萬千，若遇病患性格特殊，輕者鬧病房，多乖者不只鬧病房，更鬧護理站，甚至欲打醫護同仁，加上家人關切事多，病患的問題已超越疾病治療，更惶論面對角頭或犯罪病患百般挑戰。醫護同仁無奈只好「扣」顏師姊幫忙解危。於是乎志工鍛練出勇氣百倍，勇於面對咆哮與種種問題。

難道志工不怕嗎？只因日日清晨有上人經典開示，緊接著七點上人親自主持志工早會，這兩個時段就是志工訓練道場。上人沒有傳授武術，傳授的是開啓智慧之鑰，傳授的是慈悲利他，付出無所求，還要說感恩。因此志工學會縮小自己，迅速移位思考，撫慰的軟實力。於是志工成爲醫護同仁最佳後盾，協助病患溝通的重要橋梁。

但，醫院啟業後的前十年，同仁對志工總是又愛又排斥，一方面非常需要志工各方面的協助，再方面可能受專業框架箍住，總是抱怨志工不專業，或總是覺得志工是眼線，總之，障礙重重，志工總是因爲對上人的承諾，以及因疼惜病患忍辱負重，不捨晝夜向前進，而我呢？夾在中間忙調停。

近年來同仁的感觀大不同，一方面感受到志工有求必應，眞正幫助他們與病患及家屬。再方面感受到志工，如父母般呵護他們，尤其是 COVID-19 疫情期間，衛生福利部政策不允許探病，當然也不允許志工進入病房，所以志工只能守在醫院門口幫忙，剎那間醫護同仁看不到志工穿梭病房，想呼喚志工幫忙送東西呼喚無門，此時，同仁似乎頓失依賴的重心。

疫情的壓力，原本穿梭左右如父、如母、如姊的法親不在身邊，擔心被感染的壓力，病患病情急轉直下的壓力，頻頻呼喚「師姑、師伯、師姊，您在何方啊！」感恩志工有智慧，換個方式安撫大家的心。

回顧慈濟醫療啟用後，最重視的是以病人爲中心，推動不是看病，而是醫病、醫人、又醫心的全方位醫療。雖地處邊陲，醫院五周年慶時，接軌國際醫療照顧專業，辦理出院準備服務的國際研討會，是全臺第一家啓動全人醫療的醫院，慈濟爲什麼能做到全人、全家、全隊、全程、全社區照顧？因爲志工來自全臺、全球，當外地病患出院需在社區追蹤，遍布各地志工，卽可就近關懷協助，甚至提醒用藥與協助生活。

在院外，再一種模式是在社區，發現困難治療的貧病患者協助回醫院，有來自菲律賓三對連體嬰，全球少有數一數二病例：如來自巴淡島顏面因病如河馬般的小男孩，來自大陸雙膝反曲的陳團治，僵直性脊椎炎嚴重駝背如人「球」的楊曉東，淋巴管阻塞到割下七十五公斤大腿，骨髓移植、新加坡腦神經病變的潘氏兄妹等等，這一些貧困病患醫療費用，由醫院與慈善基金會協助，無論國內或是國外，志工扮演非常重要的角色，甚至除了當地志工外，顏師姊等等亦會出國前往探望，無論在社區或是國外在這一本書中均有精彩的篇章！

在臨終關懷更具特色，記得多年前，一位國內外知名社工專業的教授帶隊前來評鑑，總結時驚嘆，慈濟醫療志工已經做到超越他們一直在追求的身心靈的覺性照顧，他驚嘆連連說怎麼可能呢？

是的，醫療照顧原本就是全人，尤其高齡化的現在，「全人」以病人為中心，其中心靈層次的體察更為重要，而醫療從業人員，因受專業執著以器官或以病為中心而斷鏈。

「慈悲利他——我們永遠都在。」是醫療志工三十八年來恆持初發的那一念，以單純的心，信守對上人照顧醫院，自然連人一起照顧的承諾。因為從「利他無我」愛醫院與同仁，發展出有求必應全方位補位的後盾，如床邊照顧、助念、甚至幫忙送骨灰回鄉，勸捐器官與骨髓捐贈、捐大體、扮演良語良師，只要呼叫就全力以赴無一不包。這是慈濟醫療最重要的寶貝，任何一秒不能缺少他們，這也是全球各知名醫療，紛紛想要取經的慈濟醫療人文。

走筆至此，心生更大敬仰，驚覺醫療志工也是大醫王啊！他們分別醫病所需，全方位無一不服務，可與大醫王比擬啊！呼映最重要一句：「大醫王，分別病相，曉了藥性，隨病授藥，令眾樂服。」是啊！令眾樂服不是嗎？這正是另類的曉了藥性、隨病授藥的大醫王，他們如風不可少，慈悲本就是他們的基因，我們要爲之正名之！

序　感恩慈濟醫院軟體中的軟體——醫療志工

佛教慈濟醫療法人執行長　林俊龍

二〇二〇年初新冠疫情猛然爆發，一波波席捲世界各地，全球醫界齊起抗疫，卻也使得日常醫療量能受到極大的衝擊，甚至有醫護因爲搶救生命而染疫喪命，令人惋惜喟嘆。而新冠疫情對於慈濟醫療巨大影響之一就是爲了保護醫療志工，各院區陸續暫停了醫療志工到院的服務。

長達數月見不到志工的菩薩身影，讓各院區同仁十分想念。醫療志工們也放心不下挺立在疫情風口浪間的第一線醫護同仁，他們雖然無法進入院區服務，卻念頭一轉，盡其所能的成爲慈濟醫院最堅實的後援，不斷送上素食便當、點心、水果、機能飲品等，甚至自費購買防護面罩等防疫物資送到慈濟各院區。除了關懷慈濟醫院，臺灣其他醫療院所，也陸續收到慈濟志工贈送的素食便當等物資。慈濟志工一片赤誠，在疫情最緊繃的時刻，依然傾注心力爲防疫第一線加油打氣！

當各地慈濟靜思堂陸續開放成爲全民新冠疫苗施打的場地時，慈濟志工爭相承擔勤務，只爲守護民衆健康。當新冠疫情稍緩，少數醫療志工又能陸續回歸慈濟醫院時，醫院同仁以無比歡欣的心情，迎接志工師兄、師姊們，同仁感恩疫情嚴峻期間，志工們雖無法現身，但他們的溫暖關懷卻從未離開過。

醫療志工是從慈濟第一家醫院啟業開始，就出現的大助力，這群從地湧出的菩薩，以溫暖的笑容、謙卑的彎腰、堅定的腳步，關懷病人、安撫家屬、協助醫護與病人溝通。對於病人家屬來說，志工理解、陪伴他們化解家族心結、協助處理病後的種種困境，是讓病人能安心就醫的依靠。醫療志工不僅軟化了醫院冰冷的氣氛，更成爲醫護仰賴的精神支柱，他們對醫護與同仁的關心無微不至，時時爲醫院同仁加油打氣，醫院同仁也被志工無私的愛與關懷感動。醫療志工是慈濟醫院不可或缺的成員，是慈濟醫療軟體中的軟體，也是醫界最美的人文風景。

慈濟醫院最爲醫界所讚嘆與欽羨的是我們擁有廣大的醫療志工菩薩群。慈濟醫療要推展的是溫馨親切的服務，這一點若少了醫療志工的服務，就會大打折扣。醫護平日爲照顧病人非常忙碌，無法長時間去理解每一位病人與家屬的需求，醫療志工剛好可以協助，在理解病況之後，若能協助解開病人的心結，讓病人放寬心，自然能更快的痊癒，這也就是所謂身心靈全方位的醫療照護。正因爲有慈濟志工全年無休的投入醫療志業，慈濟醫院才得以提供「溫馨親切的服務」。

我接待過許多外院主管來慈濟參訪或是進行評鑑，許多醫院主管在聽取我們的簡報時，覺得「最難以擁有的」就是志工，因爲儀器設備只要花錢就買得到，但聽到我們每天有一百多位志工在醫院穿梭服務，他們就搖頭：「這個我們做不到，這個是慈濟的專利。」

還有貴賓提出的問題更有趣：「你們志工那麼多，我們想要付錢給人家都找不到人要來，而且就算來了以後，不是十二點就有事要離開，就是下午兩點以後才要來，來了之後，還要選定點，這個單位不想去，ICU（加護病房）太危險也不敢去，急診也不願意去。慈濟的醫院志工怎麼這麼樂於配合？」不然就是開口詢問：「慈濟有可能指派三、五十位到我們的醫院幫幫忙嗎？」

我的回答是：「只怕你們留不住志工。」

爲什麼這麼說？要邀請志工自假自費到醫院付出，一定要讓他們心靈收獲滿滿，並得到無所求付出的成就感，這樣才能長久。到慈濟醫院服務的志工都具有慈濟志工的身分，通常都是連續服務三天到一週，醫院也會爲志工安排醫療防護與人文課程，讓他們能夠更有安全保障與歡喜地付出。此外，到慈濟醫院當志工，每天上午可以參加志工早會，聆聽上人與精舍師父開示，也能透過各院區連線，聽到其他志工的心得分享，法喜充滿，更能凝聚志工向心力。

醫療志工全年無休到慈濟醫院服務，可說是幫了醫院的大忙，也讓民眾對醫院的整體滿意度有很大的加分效果。志工分擔了許多勞務性工作，也等於直接代表院方表達出關懷病人與家屬的熱誠與愛心。

當病人來到醫院時，若上、下車不方便，醫療志工師兄、師姊會主動幫忙，讓病人與家屬還沒走進大門，就能感受到溫馨氛圍。醫療志工也會主動到診間陪伴病人，不論待診，或是打點滴時，都能感受到眞心的關懷。志工還會在週末舉辦下午茶音樂會，讓病人與家屬轉換住院時的膠著心緒。

醫療志工關懷的腳步亦擴及同仁身上，在同仁忙碌時，不論是遞上一杯新鮮的果汁，一張醒腦的靜思語卡片、一句關心的話語，都能鼓舞同仁。醫護同仁在耳濡目染之下，也帶動起關懷病人的風氣，大幅改善醫病關係。

每年醫院的常住志工還會安排醫護藥技行政同仁一起組團去弱勢病友家中清掃。在大林慈院擔任院長期間，我因爲體型高人一等，所以常被安排去清掃天花板的蜘蛛網跟灰塵，整年都身著無染白袍、身處不染塵白色寶塔內的我，換上藍天白雲志工服，伸起掃帚一揮，就是滿屋子的灰塵跟蛛網映著屋頂破洞的陽光落下，藍色志工服全變粉白，雖然帶著口罩，還能感受到灰塵的威力。經過幾個鐘頭的清掃之後，汗流浹背、滿身灰塵的我們，卻個個笑逐顏開，因爲是集合衆人的付出，才能將冰冷髒亂的破屋，經過打掃、修繕、清洗、油漆之後，變成一間溫馨小屋。志工還會爲病友洗澡理髮，換上乾淨衣物，被單床單也更換清洗。屋中放入環保站回收修繕好的二手惜福物，如桌椅、冰箱、檯燈，讓屋子更添新意。看著這一家人能在光潔明亮的家中過年，心靈的滿足更勝金錢的獎勵！

其實在慈濟志業體工作，只要同仁願意接受慈濟志工的邀約參加慈善訪視、機構關懷、義診、賑災、資源回收、掃街等人文活動，從苦難人的不足就能看見自身的富足，如此跨出「無所求付出」第一步，再從知足進階到珍惜所有、心靈滿足。

感恩志工菩薩以身示教，溫言軟語引導同仁慢慢地感受、體會慈濟人文，見證志工師兄、師姊努力的方向，同仁就會產生向心力、產生熱忱去付出，進而體悟慈濟的核心價值，這是很重要且難以用授課方式傳遞的人文動能。而能夠認同慈濟志業，甚至逐漸將慈濟人文融入工作、生活中，行政溝通能力也會逐漸提升，慈濟醫療志業想要培育的就是專業與人文兼具的人才。

這也是爲什麼我一再強調，醫療志工是醫院軟體中的軟體，因爲有醫療志工進駐的慈濟醫院，就是福緣聚集的歡喜地。感恩醫療志工協助醫病溝通，讓病人與家屬露出久違的笑容，引導醫院同仁理解證嚴上人創立慈濟醫院的慈悲心念並付諸行動，於日常工作中融入慈濟人文。

《我們永遠都在》這本新書從第一位醫療志工顏惠美（靜曦）師姊走入醫院開始下筆，描述醫療志工如何組成，並以溫馨故事串接，完整見證醫療志工對慈濟醫院的偉大貢獻。謹以感恩心爲之序，誠心推薦給各位讀者，感恩。

序　看見人間菩薩的身影

花蓮慈濟醫學中心院長　林欣榮

「地獄不空，誓不成佛。」這是地藏王菩薩的大願，而在我身邊，也有著這麼一群人，他們是如此的平凡，與我們一般有血有肉，心裡有歡快也有著哀愁，但卻與地藏王菩薩有著相同的大願，只是他們行走菩薩道的場域並非地獄，而是醫院。

上人曾言，人間以病最苦。投身醫療志業，我們在這裡看盡醫療百態，腦部疾病、口腔惡疾、心臟病苦、腸胃不調……地獄若有十八層，那麼醫院裡那些爲人們帶來百般疾苦的疫病，不也猶如煉獄？

醫院裡，患者來來去去，身體既生，即有敗壞之時，醫院要空，恐怕困難。

在花蓮慈濟醫院，日夜守候在此聞聲救苦的不只是醫護同仁而已。自二〇〇一年我到花蓮慈濟醫院任職那日起，映入我眼簾的除了熟悉的醫院運作之外，還有著一群醫療志工穿梭其中，他們猶如地藏王菩薩，日日堅守崗位，無薪無酬，一心只為奉獻，奉獻予病人，奉獻予同仁，奉獻予這間屬於他們自己的醫院。

他們或許無法解決身體上的疾苦，但他們總有方法讓為病所苦的患者與家屬展露笑顏，用最大的力量達成他們的願望，並在患者即將出院之前，設法打理足以讓患者安心出院的一切——經濟困難者，他們協助申請相關補助，家庭不和諧，就早先一步想方設法將層層結結的情感綑綁一一鬆開。無論如何，患者都能在他們的身心照顧之下，安穩無虞的返家。

醫療志工無疑是將醫療延伸到居家的提燈者，盡他們所能，將光帶進所有人的心裡；之於我們醫院同仁，他們同樣也扮演著提燈點亮的引路人要角，甚至有如家人般的關懷同仁的心靈。

證嚴上人對醫療同仁的期待始終簡單，惟有「愛」，期許我們接能懷持慈悲利他的精神，進而守護生命，守護健康，守護愛。我得坦言，這幾句話說來簡單，然而實際上做來並不容易，遑論在學校教育中，基本上也沒有相關的課程，要懂，不容易，又遑論實踐呢？

花蓮慈濟醫院的同仁來自四面八方，不同的醫學院、護理學院與相關系所，個性迥異、宗教信仰不同，之於醫療線上，各自懷抱的理想也不盡相同，要如何能符合上人的期許？醫療志工總是把握各種機會循循善誘，有時述說著動人的醫病關係故事，時常也身體力行作給大家看，甚至每逢年節，更帶著我們一一走入感恩戶家，透過打掃、清理，從做中體會感受，從做中去學，學中去覺。

不只一位病人語帶讚歎的告訴我：「你們醫院跟其他醫院真的很不同，無論是醫生或是護士，即使再忙也都有著一分貼近病人與家屬的心，在這裡治療，我們很安心，也覺得溫馨。」

面對如此正向的回饋，我總雙手合十，感恩讚美，但也明言，這分功勞其實並不在領導者身上，「我們醫院的人文互動，這是院長再怎麼苦口婆心的講也做不到的，要感謝的是志工，是他們帶著我們一起成長。」

院長做不到的很多事，醫療志工都做得到。

有幾年的時間，我離開花蓮到西部醫院任職，去到當地，接風的人笑著告訴我：「我們這裡可不比花蓮慈濟醫院，天天有上人在說法。」

那一段在西部行醫的日子裡，我總在難得靜下來時在內心感慨自答，豈止如此而已？「這裡，也沒有像慈濟，醫院裡有那些發心奉獻的醫療志工。」

醫療志工就像地藏王菩薩，天天帶著我們行菩薩道，其中有數之不盡的志工更幾乎用了一輩子的青春歲月奉獻在此，一年三百六十五天，幾乎全年無休，守護著醫院，也守護著我們醫務同仁，是行走人間的菩薩。

楔子　我們永遠都在

二〇二〇年初 COVID-19 朝著地球上的人類張大滿是獠牙的嘴，無情的將一條條的人命啃噬吞滅，並將數之不盡的人們推入名為隔離的牆內，剝奪早已經習以為常的自由；因為地緣關係，臺灣被曾推測為可能會是疫情嚴重的區域，因此在鄰近國家出現零星個案時，就以最高規格進行防疫動作。

這應該是花蓮慈濟醫院創院以來，同仁在自己的工作崗位上，第一次感受到前所未有的孤獨，有時候他們會忘記那一群人已經不在了，時常在忙起來的時候，仍會一如以往的慣性回頭呼喊：「師姑，可以幫我送檢體嗎？」「師伯，可不可以幫我推這床的病人到X光室？」

二〇二〇年一月二十日，當衛生福利部疾病管制署宣布成立「嚴重特殊傳染性肺炎中央流行疫情指揮中心」，全面防範中國大陸新型冠狀病毒肺炎疫情，確保防疫安全。那時再過幾天，就是農曆年了；花蓮慈濟醫院也全面進入警戒，二十四日起，在入口處開始門禁管制，進入醫院的每一個人，除了需要通過量測體溫，也都需要配戴口罩並消毒清潔雙手措施。

隨著疫情的發展，已有醫院出現院內感染，爲顧及非醫療專業人員在醫院執行關懷、引導與諮詢等醫院志工的健康，三月起除了加強醫院進出人員管制措施，並於防疫期間暫停醫院志工入院服務。這樣子，晃眼已過了三年多，即使中央流行疫情指揮中心在今年五月一日正式解編，在病房、急診室，醫療志工勤務至今仍未全面恢復。

回想起疫情初來的時候，最令同仁不習慣的是那熱切的由遠而近的小跑步聲不見了，那一雙溫柔承接的手也不再伸到面前，回應他們的，只有自己的回音。回過神來，他們得趕緊把手邊的工作完成，好將剛剛開口交代出去的工作做完。

因爲在醫院工作，等待是最奢侈的體恤，疾病不能等，病痛也不能等。「眞希望這個疫情能趕快過去……」嘴裡喃喃唸著，彷彿像在許願，盼望字眼裡的情景能早日美夢成眞。

醫院成爲防疫最前線，從花蓮慈濟醫院建院開始就陪伴醫護團隊的醫療志工不得不配合中央政策，含著不捨、拖著沉重的腳步，一個個走出他們誓願一生要守護的

「家」。

這是超過三分之一世紀以來，醫療志工第一次離去，即使是二〇〇三年那一場來得令人措手不及又心驚膽戰的SARS，他們也未曾離開過醫院。

過去有整整三十五年，每天一早八點四十分，來自臺灣、上百人次的醫療志工井然有序的走進醫院來，分布在門診、急診、開刀房、病房等各個區域，他們睜大眼睛，張開耳朵，仔細觀看與聆聽每一個徬徨與需求，無論是無助的病患與家屬，或是忙不過來的醫療團隊，整整超過三分之一世紀的日子裡，無論窗外陰晴圓缺，日復一日，他們始終都在。

他們雖然因爲疫情被迫離開，但他們始終不願離得太遠。

志工人數降載到僅剩三十位，他們就隔著一堵牆、一扇門，守候在「家」門口，與同仁一起排班，協助到院的同仁、就診的病患與家屬過健保卡、量體溫、噴酒精，願用這分溫柔的守候，密密編織成一面足以防衛的金絲縷線，守護在醫院裡的家人。

「其實這些工作，原本是醫療團隊自己要承擔起來，我們知道他們平常工作是那麼的繁重，怎麼忍心再讓他們來做這些事？」常住志工之一的蘇秋忠個性內斂，但談起疫情之初那踏離醫院的沉重腳步，他臉上的表情開始有了不同的線條，那是不捨的溫度所融出來的樣貌，「此時此刻，他們需要我們，我們怎麼能離開？」

長年在急診室支援的蘇秋忠人在門外，心卻早已飛往急診室內。「每次當看到病人一個接一個被送進去，我就會想，裡面的醫護同仁還負荷得過來嗎？沒有我們在裡面幫忙，會不會累倒？」

談起在醫院裡的醫療團隊，蘇秋忠難得皺起眉，不捨從他的眉心擴散開來，在防疫規定之下，他只能將這分心情埋藏心底深處，靜靜的守候在外，等待疫情趨緩的那一天到來。

隔著一道玻璃門，門內門外風景迥異，但心中的願與念，緊緊相依。

當初春的腳步離去，焰夏旋風式的到來之際，國外的疫情風風火火之際，臺灣第一年的疫情在嚴格管控與民眾的自律之下，猶如一池春水般平靜無瀾，因此在六月到來時，疫情趨緩，醫療志工決定正式回歸。

「歡迎志工爸爸、媽媽回家！」還記得二〇二〇年六月八日那一天上午九點，在門診大廳，醫師、護理師、醫技、行政等同仁熱情歡迎第一梯次來自北區四十位的醫療志工。資深常住志工的顏惠美永遠也忘不了醫療志工重回醫院時的情景，興奮與感動在她的臉上幻化成一朵美麗的牡丹花，「我們走進醫院時，同仁還列隊拍手歡迎呢！」

愛的調味料，代替溫柔的撫慰

顏惠美臉上的美麗花朵並沒有盛開太久，不到一年的時間，這朵花在疫情逐漸嚴峻的狀況下，蒸發了所有的水分。

隨著 COVID-19 不停的擴散、變種，二〇二一年五月，臺灣終究還是擋不下病毒的侵略，病毒就像一滴赤色的墨水，從北部開始，慢慢的擴散到中部、南部，東部也難以倖免，在短短不到一個月的時間裡，確診案例在臺灣各地綻放出血紅色花朵。

當確診者一個個被送進醫院診治，醫療志工又在一次必須從醫院一個個退了出去，這一次情勢不再有模稜兩可的可能，當中央疫情指揮中心宣布三級警戒之後，他們連四十個人也無法留下，除了住在靜思精舍的六位常住志工之外，其他人只能收起行囊回到自己的家中配合防疫，靜候解封那天的到來。

六位常住志工雖然得以日日到醫院報到，但他們不再被允許走入病房，若是專責病房，甚至連護理站也不得靠近。能做的，只是在門診區協助指引或帶病患去批價、抽血檢查等工作。

「我們一直覺得很愧疚。」疫情之下，多少人對醫院敬而遠之，但顏惠美談起無法如常的走入病房內安撫病人不安的情緒，也沒有辦法再替承擔生命風險照顧確診病患的醫護分擔解憂，心裡反而百般糾結。

除了天天為同仁加菜，常住志工不時也會送些巧克力、水果到專責病房外，心意成為美食的最佳調味料，期待能透過如此為第一線的醫護團隊加油打氣！

一聲溫柔的嘆息從顏惠美的口中輕輕的呼了出來，氣息間沒有滿足，隨之而來的話語，有夏天苦悶的味道，受困於酷熱中的無可奈何在字句間擴散開來，「從醫院啟業第一天，我們就走進病房，安慰病人，聆聽他們的苦痛，那些確診的患者心裡一定很恐懼也很不安，在他們最需要陪伴與關懷的時候，我們卻走不進他們的病房內……」

濃密糾結的情緒並沒有維持太久，伴著醫院超過三十五個年頭，顏惠美看得太多，這不是她遇見的第一個難題，而她始終堅信，所有的難題都有迎刃而解的妙方。

於是她買了幾條土司，拎著烘焙模具走進廚房，幾乎沒有太多的思考，因為藍圖就在她腦中——用圓形模具壓出三個大小不一的圓形吐司，再層層堆疊上蘋果、奇異果以及芒果，最後將櫻桃置於最上，一個外觀精緻、色彩繽紛的「吐司水果塔」嫣然誕生。

吐司水果塔旁，放著常住志工的暖心紙條，上頭寫著都是祝福，顏惠美笑言，字條上的文字不多，但一字一句都是她們的心意，「上面寫著要加油，要有信心，雖然我們進不去，但我們一直都在。」

問顏惠美，壓下來的吐司邊最後何去何從？她的笑聲猶如春風，吹走了適才的滿心不捨與破碎，樂觀開朗的聲線重新回歸，「我當成早餐吃了，連吃了三天！」

不曾離去，我們一直都在

COVID-19的來勢洶洶，無情的將始終陪伴在病房的志工推往醫院之外，然而在這段期間，常住志工也欣慰的看見，三十多年來的陪伴與關懷方式，醫護同仁雖然忙於工作，但都看在眼裡，銘刻在心底。

顏惠美提起前些時候，有一對入院治療的確診夫妻終於能安康出院，當時正巧遇到他們結婚五十周年，雖然專責病房的護理同仁無論身心都扛著無比的壓力，但仍精心的為夫妻兩人打造一場別開生面的「金婚」慶祝會！

「我們同仁幫太太戴上頭紗，幫先生別上領帶，象徵婚紗與西裝。」顏惠美談起當天的情景，笑容興奮，眼裡閃爍著光芒，那是歡喜、驕傲以及欣慰，「這是以前我們志工常常在病房為病人做的事情，現在我們志工進不去，醫護同仁就自己承擔起來，而且還比我們更有創意呢！」

「眞希望這個疫情能趕快過去……」同樣的一句話，不時的從顏惠美的嘴裡輕聲說了出來，她說不只自己，許多志工也都盼著這天的到來，志工的願早在醫院興工完成時就已經許下，「這是我們的醫院，我們志工理所當然要守護著它。」而終於也盼到走過二〇二二年本土疫情 Omicron 變種病毒的嚴厲衝擊。

此時此刻的現在，花蓮慈濟醫院醫護團隊已挺過這一役，志工也逐漸恢復在門診區的看顧。回顧疫情期間，志工用盡了方法告訴醫療團隊——「我們一直都在，不僅在一如往常的平凡日子裡，也在最艱難的時刻中。」

目錄

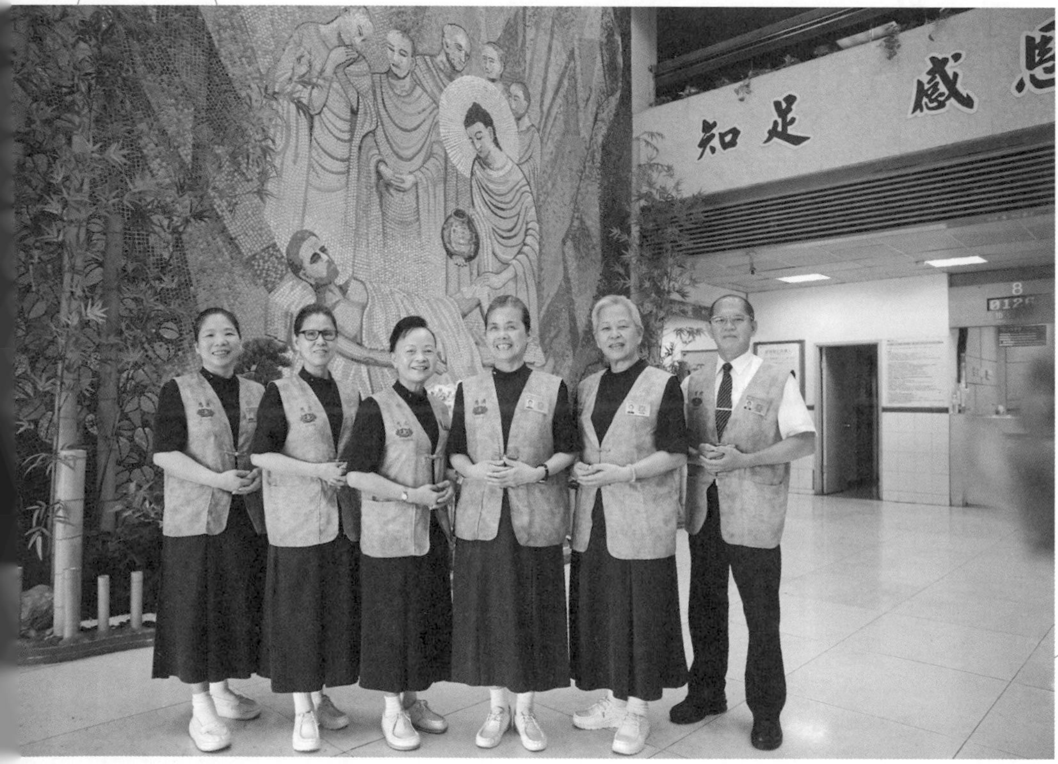
知足 感

輯一

信——當病人的守護者

第一章　希望人人都有機會耕福田

一九八一年，籌建醫院的經費仍然遠遠不足，正當眾人陷入苦惱之際，東洋傳來了好消息。日本一間會社的社長慨然允諾將捐款兩億美金，這筆相當於新臺幣七、八十億元的捐款猶如一道活水，解決了建院資金不足的窘境，眾弟子聽聞無不萬分雀躍，但證嚴法師卻婉拒了這筆善款。

眾人錯愕，但法師自有理由。

如果接受這龐大的捐款，大家只要坐著看醫院蓋起來就好。」他表示，雖然很輕鬆，但好事卻僅讓一個人做，「我希望人人都有機會耕福田，所以寧可五十元、一百元地辛苦勸募，啟發眾人的愛心。」

錢不夠。

自從國福里那塊建地被國防部徵收後，慈濟功德會尋尋覓覓，終於才又找到一方合適建醫院的土地。集結衆人所願的花蓮慈濟醫院終於在一九八四年農曆三月二十四日動土興工，這一天同時也是慈濟功德會十八周年紀念日。

動土的日子意義非凡，這也是歷經衆多波折後，第二次的動土。花蓮市新生南路（現爲中央路）上原是花蓮農校實習農場的這片土地既遼闊又平坦，來自全臺各地的祝福在此栽下夢想多年的種子，衆人都在期待醫院落成啟業的那一天，但是在那之前，慈濟志工的挑戰才剛開始。

錢，這個世俗的貨幣，擾亂了諸多清靜的心。

建院預算上修八億元，但在第二次動土這一刻，功德會不過才募到一億四千多萬元而已。不夠，眞的不夠。

鑿井，雖是萬般辛苦，但是愛也隨之源源不絕湧出。慈濟志工各出奇招，有人取來家裡所有的金飾，有人捐出棺材本，也有人凌晨即起，到橋上當清潔工，替人洗碗、幫傭想爲師父多籌些建院資金的人也不在少數，每一分錢來自說破口舌、磨破手皮，點點滴滴累積而來。

然而隨著工程不斷堆疊進展，功德會每半月就要繳上一次工程款，面對時間壓力的無情追趕，初投入志工行列的顏惠美積極的向親友、同事勸募，但她知道，這樣還是太慢了。

「我一個人認識的有限，只對我身邊的人講，要講到什麼時候才能募到足夠的經費？」於是腦筋動得快的她不禁思考，如果能夠透過媒體的力量，是否就能將訊息傳遞得更廣，吸引更多有心人共同投入？

即使已經時隔近四十年的歲月，那段勸募記憶仍然在顏惠美的腦中鮮明如昔，哪怕是每一個再微小的細節，都沒有因爲時光流逝而有一絲一毫的破損殘缺。

「當時佛教界有兩本雜誌，一本是《菩提樹》月刊，一本是《慈雲》雜誌。」雜誌裡的佛言佛語，初入佛門不久的顏惠美略略還讀得懂，但版權頁上的編輯群她卻一個也不認識。即使如此，她還是拿起了話筒，循著《慈雲》雜誌上印得黑亮的電話號碼一個數字、一個數字撥了過去。

等待接通的時間很漫長，她的腦中不斷浮現師父們做手工籌錢的模樣——織棉紗手套、壓瓶蓋墊片、製作漏電斷路器、蒐集養樂多空瓶製作蠟燭、縫製嬰兒鞋等，每一樣工作耗時費工，換來的收入卻相當微薄。曾有一陣子他們代工高週波嬰兒尿褲，從一片塑膠片到完工成型，必需要經過九人之手，運用一千度高溫將塑膠部位黏合，然而一打的工資卻僅不到二十元。

顏惠美每次見著，心裡總是萬般不捨，「辛辛苦苦才賺個十幾二十元？這麼克儉的過日子，又要蓋醫院，太辛苦了！」

電話接通了，隨著對方客氣的詢問她要找誰，顏惠美腦中那些勤儉的身影頓時被掃進心中某個角落，忽明也忽暗，彷佛正在提醒著她這一通電話的來意爲何。於是當時才三十出頭歲、年輕氣盛的她一開口就說要找創辦人樂崇輝居士。

簡短的招呼之後，顏惠美開門見山說明這通電話的來意，「樂居士，我想跟你說慈濟，不知道你什麼時間比較方便，我過去找你。」

問顏惠美，在此之前，認識對方嗎？

即使如今年歲已過七十，但顏惠美揚起的笑容仍然淘氣的像個孩子，直說著：「我哪裡認識他！但找他，效果最快！」

意外中上臺，勸募建院資金

如今想來，當年撥那通電話是莽撞的，但上天垂憐，顏惠美幸得溫暖的包容，樂居士不僅接受了她的唐突，也很快就與她約定時間，並給了她一個位於臺北市的地址。

從小在大稻埕長大的顏惠美沒有在這座快速變遷的繁華都會中迷失方向，順著地址她很快就找到了忠孝東路，但卻遲遲找不到樂居士給她的門牌號碼，豎立在眼前的唯有一間寺廟，在臺北頗負盛名，名爲善導寺。

時間已經來到約定的下午兩點，熾熱的太陽高掛空中，顏惠美顧不得心中的疑惑，邁開步伐走進去，諾大建築內給她的感覺是陣陣的沁涼。

見了人，她問：「你好，我跟樂崇輝居士有約，請問他人在哪裡呢？」

似乎是早有交代，對方對她微微一笑，指著一方階梯：「你順著樓梯走上去，他就在上面。」

顏惠美的步伐輕快，但內心卻像著轉個不停的陀螺，等一會兒她該說什麼？又該怎麼說？豈知紛亂的思緒還沒有個了結，已經走到二樓的她就被眼前的情景嚇了一跳！

一排披著紅衣迦裟的大法師端正坐在前方，在他們身後一排排座椅滿滿都是人。她抬眼向上一看，一個紅布條掛在那裡，上頭斗大幾個字寫著「佛教會員大會」。

她還來不及反應過來時，樂居士就朝著她走來，顏惠美於是急急的自我介紹，說：「樂居士，我今天想跟您講慈濟。」

「對呀！」對比顏惠美的緊張不安，樂崇輝爽朗的笑容顯得輕鬆自在，「等一下等正在演說的這位大師說完之後，就輪到你上臺跟大家分享慈濟在做些什麼。」

這一句話像道洶湧大浪，朝著她迎面撲來，令她震驚的語無倫次了起來，直搖動雙手，說：「不是的，我只是要跟您講而已。」

樂居士擁有一雙清澈平靜的眼，彷彿能看透她的心思，他微微一笑，回答：「難道你不想爲慈濟講話嗎？」沒說出口的是，這樣的場合遠比單獨與他會談效果要來得好多了。

顏惠美波濤洶湧的心還沒鎮定下來，司儀的介紹詞就傳進了她的耳裡。「接下來，讓我們請花蓮慈濟功德會的委員顏惠美居士來跟我們說慈濟。」

突然之間，現場的眼神朝著她看了過來，顏惠美力圖鎮定，但強而有力的心搏就像衙門外的大鼓，咚、咚、咚地敲動著，她一度懷疑，會不會還沒開口講話，自己的身體就要被那強而有力的心跳給震碎？

「當時我才剛進慈濟不久，也不懂得多少佛法，只知道慈悲喜捨。」幾十年後的現在，當回憶起那段時光時，顏惠美仍掩不住激動的情緒，但掛在臉上的卻是笑容，而非瑟瑟發抖的當初，「還好麥克風是架在桌子上的，於是我就假裝大方的把兩隻手掌平放在桌面上。」

她笑了出聲，笑當年的自己看似智勇雙全，其實是在掩蓋內心的惴惴不安，「其實這個姿勢只是因爲我手會抖，這樣放，人家就看不出來了。」

瞇起眼，回想起那個一點都不懂得如何佛言佛語的自己，在一群修行人、法師面前，要張開口該有何等的勇氣？而給她力量的，是師父窩在小小的靜思精舍一角，做著手工的模樣，是籌措建院經費這些日子以來，多少委員、會員奉獻捐獻的故事……

顏惠美知道，這一開口必定毫無條理，但她很想將這些日子以來自己所感受到的悸動分享出去，期待也能因此感動到部分的人，一同爲建院資金加柴添薪。於是她勇敢的開口：「慈濟功德會的證嚴法師感嘆貧病是雙胞胎，將要在東部蓋一間醫院救人，雖然建院資金非常龐大，但是功德會一開始不也是三十位家庭主婦每天捐出買菜的五毛錢開始當菩薩救人的嗎？」她把佛陀所說，慈悲喜捨，四無量心永恆說了一遍，「誠摯邀請佛教徒的各位一起共襄盛舉，歡迎大家到花蓮來，我會在靜思精舍爲大家奉茶。」

她在掌聲中顫抖著雙腳走下了台，坐在最前一排的法師看著她的眼神沒有疑惑，而是肯定。但顏惠美在回花蓮的火車上，仍然不止一次的問自己：「我到底有否表達清楚？我這麼說眞的會對建院資金的籌募有幫助嗎？」

各出奇招，溫柔的守候

「其實當天大會結束之後，就有人來找我說要當功德會的會員。」顏惠美的笑始終沒有從臉上褪去，雖然人正端坐在二〇二三年的現在，但她的靈與魂彷彿早已回到那段艱辛而美好的歲月，「那時我還問對方：『你真的有聽懂我剛剛在說什麼嗎？』」

從臺北回到花蓮之後，顏惠美在靜思精舍住了下來，以常住志工的身分日復一日的勞動著，她告訴自己，既然要爲慈濟發聲，那麼就應該更加投入，「至少要再出去講慈濟時，我也才知道要說些什麼。」

日子大部分時候依舊平凡如昔，但開始有些日子變得不再相同，開始有陌生人到精舍來，開口指名要找「顏居士」。她總是不明所以，但仍克盡職責，領著他們介紹慈濟、說著醫院的進度與未來規畫。

一次、兩次、三次，有一回甚至有八位佛學院的年輕師父一起來找她，這回她終於忍不住了，問對方：「請問……您們怎麼會來找我呢？」

衆人相視而笑，先是對她說聲抱歉，沒有好好的自我介紹，緊接著才坦言來此的目的，「前陣子在佛教會員大會上，我們長老聽到妳在講慈濟，知道慈濟要在東部蓋醫院，所以請我們來了解一下。」

問顏惠美，可知到當時這麼一上臺，替慈濟醫院募得多少善款，她搖搖頭，說她並不知曉，但那一陣子，每個慈濟志工爲了讓醫院能如期完工，大家「各出奇招」，自己這招，只是其中一個招式罷了。

採訪的此時，正值農曆年前，花蓮氣溫陡降，即使在室內也覺得寒意刺骨，顏惠美說著，一聲嘆息在冷冽的冬天裡呼出一道煙，薄霧裡的水氣都是由滿足所構成的。「那時候募款的速度變得很快，會員一直在增加，可以感受到大家的善心很大！」

日子一天天的過，善款點滴俱足，一九八六年八月才剛要開始，花蓮慈濟醫院在衆人的期待之下落成，並自八月三日起展開爲期兩週的義診，義診結束後才正式啟業。「那兩個禮拜，好多捐款的志工、會衆從全臺各地來，要來看看我們的醫院。」我們的醫院，這幾個字顏惠美講得輕柔，就像一位母親，歷經懷胎十月終於看見了與自己相連多時的骨肉。

當時她帶著志工、會衆，一面參觀醫院內部，一面對他們說：「這一間醫院雖然你們是第一次踏進來，但這裡處處都有你們的足跡，處處都有你們的愛心。」

腳步不停歇，眼睛也捨不得眨，入眼所及的一磚一瓦，都象徵著美夢成眞，顏惠美的話也愈說愈柔軟，「醫院是蓋起來了，但是我們的任務還沒有結束。這間醫院現在就像一個初生嬰兒，需要我們去呵護、保護它，我們要再繼續護持這間醫院，陪伴著它茁壯成長。」

這番話，不僅是對每一個來參觀的人說，每一次講，其實也是顏惠美與慈濟志工們在對自己說。從這時候開始，他們就知道，自己沒辦法再離開了，終其一生，他們會溫柔守候在此，守著醫院、守著醫療團隊，守著每個與他們有緣的病人。

第二章　匯聚眾人的愛來成就

在花蓮建一間設備齊全的醫院，證嚴法師此念源於一九七九年，一次突如其來的心絞痛讓他歷經了「短暫的死亡」，讓他下定決心要將擱在心底那想了好多年的夢，一步步實踐。

當他將這個想法告訴自己的師父印順導師時，師父只是安靜的聽著，讓他把話給說完後，才緩緩的開口，「有這個想法很好，也是最直接的救人工作，可是你身體那麼差，有能力作這件事嗎？」

師父的關心之情溢於言表，其實不用師父提醒，他也不止一次在內心這麼問自己：「真的可以嗎？」

但答案早已分明，「今天不做，我不知道明天是不是還有機會可以做；

雖然現在的我一無所有，但我是為了尊重生命而建醫院，相信只要方向正確，就能匯聚眾人的愛來成就。」

在多年的奔走募款之後，慈濟醫院終於在花蓮的土地上昂然挺立，靠著青翠大山頂著燦爛的陽光，敞開明亮的大門迎接著一個個抱著病痛前來尋求治療的病患，同時也溫柔的歡迎每一位歡喜回「家」的慈濟志工。

啟業之後，醫院對醫療志工而言，是一個可以自由來去的「後頭厝」，無論是身心俱疲的時候，或是卸下一身疲憊，也無論心懷喜憂，或是歡悲，無須組隊，也不用報名，只要他們願意，隨時都能回「家」探望。

每天回「家」的志工人數不拘，有時十人，有時達三十人，有些大家都不湊巧的日子裡，寥寥幾人也是有的。無論人多人寡，難得振翅飛返，他們就像急於撫育雛鳥的母親，急急的想奉獻所能。

日子久了，做的事情也就底定下來了。一早，他們會先到廚房幫忙廚工挑菜，等到廚師準備翻動鍋鏟時，他們便會輕聲的退出廚房，帶走打擾並轉往協助被服部鋪摺病床被單，有時候供給病人穿著的病服若有破損，幾位擅於女紅的志工就會找來針線仔細縫補，在縫合破口的同時，也將心意密密縫入。

創業總是維艱，遑論是仰賴點滴愛心才勉強能興建而起的醫院。打從醫院完工之前，就一直伴著醫院的常住志工顏惠美笑言，如今想來或許不可思議，但醫院啟業之初，許多醫療耗材幾乎都是志工一個一個、一片一片親手製作而成的。

「我們買進棉花，做成棉球、滾成棉花棒；眼科跟換藥時最常要用到的方形紗布，也是一片片用人工摺起來的。」雖然近幾十年來，無論是棉球、棉花棒，或是紗布，都是買進現成的使用，但早些年那些的手作經驗早已經滲入指尖，成爲難以抹滅的記憶，顏惠美至今都還記得，疊紗布有多麼的費工，「因爲眼科會用到，如果有棉線露出來就會扎到眼睛，那可不行，所以要一定要將棉線給摺到裡邊去才可以。」

那麼滾棉花棒可就輕鬆多了嗎？聽聞筆者這麼一問，顏惠美分秒不差就搖起頭來，直說著：「不、不，那也很不容易！我們後來甚至還組成一支志工隊伍，專門來製作棉花棒。」

曾有一回，志工將做好的棉花棒仔細消毒交給醫師後，結果不一會兒，醫師又走了回來，手裡拿著兩相分離的棉球與木棒，語氣雖然平穩，但細心一些還是能聽出語意中的怏怏不樂，「這棉花棒我才拿起來要沾碘酒，結果一拿起來，只剩下棒子，棉球都掉進碘酒裡了。」

一次或許可以體恤是忙中有錯，但接連兩次、三次，可見就是品管方面出了問題。

志工伙伴連忙收回所有的棉花棒，一支支仔細的檢查，並將最後的打結程序重新來過，而顏惠美當時就擔任此工程最後的品管人。品管的工作並不輕鬆，得一一確認、反覆將繩子拉緊，這個工作她一做就是好幾個月，堅持的心念說來卻很單純——「醫護人員都很忙，我們的幫忙，萬萬不可成爲他們的負擔。」

病房外的責難，耐心以對

醫材的製作莫約在早上十點半就可以完成足以應付幾天的數量，志工的腳步沒有在此停歇，看了看手腕上的錶，再對照多日來在心裡所銘記的院內作息，他們知道，這個時間大多都是醫護要到病房去替患者換藥、檢查的時候。

「早年在換藥的時候，會希望病房能淨空，探病的人請先到外面的走廊等待。」顏惠美任由回憶將自己帶回過去，那時候志工總是兩兩一組，守在房門口請探病的親友先到外頭等候，讓醫師與護理師能在無擾的狀況下安心完成巡房以及換藥的工作。

多數人是配合的，但也曾遇過不理性的人，一股腦兒就將情緒往志工身上潑，粗聲粗氣的說：「對啦！慈濟就是那麼有錢，請你們兩隻狗來看門！」

「我們是不支薪的志工，來這裡都是發自內心志願來服務的。」勇無畏懼迎向男人不友善的眼光，志工好生好氣的解釋：「現在醫生跟護士在裡面照顧你們的親人，請讓他們好好的工作，等好了，一定會讓你們進去的。」

奈何這樣的苦口婆心，卻被誤以爲是在刁難，男人大手一揮，粗魯的把志工推開來，大腳一踩直直的往病房內走進去，但不一會兒，就被醫護給「請」了出來。

走出來的男人知道自己誤會了志工，一雙眼睛羞得不知道該看向何方，最後實在熬不過尷尬，「唉」的短嘆了一聲，才又對著志工說：「好啦！我知道你們是好人啦！」

回憶在此告一段落。說起這段過往，顏惠美的眼裡看不見當年所承受的萬般委屈，只有溫柔的笑，那是笑看人生的豁達，「那時候，真的是什麼人都遇見過了。」

曲解與誤會，靜待信任積累

許多過往的種種，如今想來雲淡風清，但在當時著實的掀起過一陣陣波瀾。

拿起隨身的保溫杯，顏惠美輕啄一口茶，雖然她習慣帶著自己的杯子、自己裝茶喝，但在採訪的此刻，醫院同仁仍然貼心的爲她備上一壺熱茶。望著那壺熱情的茶，聽著那句：「顏師姑，快喝茶。」她的表情飽滿著複雜的情緒，大多是感動的，欣慰也不少。

「醫院剛開始的時候，其實醫院裡的同仁對我們志工並不歡迎。」用字百般斟酌，不是爲了提起好奇心，而是這些過往在多年的反芻之後，她明白當初的那些抗拒與不友善所爲何來，「當時到醫院的醫療志工都是功德會的委員，大家彼此互不相識，難免會讓他們誤以爲我們是功德會派去監督他們工作，並回精舍向上人打小報告的人。」

曾有一回，她在病房內看到一條垂吊著的電視線，於是在會議上貼心提醒：「病房內的電視線我們要把它拉好，免得病人被絆倒，那可就糟糕了。」

會議結束後不久，一位在醫院裡照面過幾次、但她並不太熟識同仁，像隻失去理性的森林之王，氣沖沖的跑進辦公室，對著顏惠美破口咆哮，最後撂下一句：「我要給你好看！」後，轉身踩著重重的步伐離去。

當下，辦公室內其他的志工都嚇壞了，顏惠美也覺得這一罵來得莫名。

這件事情，很快就傳進了證嚴法師的耳裡，幾天之後，法師喚她過去，問：「你在醫院做了什麼？」

問題來得突然，讓顏惠美滿頭霧水，「在醫院？做志工啊！」

「有沒有發生什麼事情？」法師又問。

不明所以的她，當下將這句問題拋回給師父，「什麼事情？」

但很快的，她就想起了前些日子的被咆哮的事情，雖然那句威脅之於她而言，並不是特別值得留住的記憶，但師父的擔憂寫在臉上，她還是得仔仔細細的還原現場。

「我告訴上人，可能是那個電視線的事情。」低下頭，轉動著手中深藍色的保溫杯，顏惠美自言，當年修行或許尚爲淺略，但想保護別人的心一直都在，「即使在醫院受了委屈，我們也不會回去告訴上人，因爲不想讓上人擔憂。」

委屈的事情若眞要仔細回想，是一件接著一件。

有次，志工看到地上有灘水，怕來來往往的人會滑倒，志工快手快腳趕緊取來掃帚把水清除，結果被同仁粗聲粗氣的罵：「你們現在是要搶我的工作嗎？是想讓我沒工作是不是？」

還有一回，病人在辦理出院手續之後，有感於志工多日來的關懷，於是感動的捐出五千元給功德會表達謝意，結果卻換來一陣酸言酸語：「你們心腸也太黑了吧！病人住院已經花不少錢了，你們竟然還跟病人勸募？」

對方甚至不給志工解釋的機會，說完話就甩頭離去，留下顏惠美喃喃自語：「我們只是服務而已，眞的沒有跟病人開口勸募……」

面對善意一而再、再而三的被曲解，再堅強的心也會斑駁。

「有一天，我就跟另一個志工相約，兩個人搭公車到鹽寮村的海岸邊。」顏惠美還記得，一眼望去是一片碧海藍天，「面對著海，坐在石頭上，我們兩個就念起了大悲咒，愈念愈大聲，把心裡的不快都發洩出來！」

一回接著一回，念到心情舒暢了，兩個人才歡歡喜喜的搭公車回精舍。乘著黑暗歸去，毫無意外也引起了注意。

當時，證嚴法師很常到醫院，就在他們去念大悲咒的隔天，他來了，並請人找顏惠美過去一趟。

正在忙著的她不得不暫時停下手邊服務工作，到樓上見師父。

看到她來，證嚴法師就請她坐下，一旁的德恩師父手腳俐落的端來一杯牛奶與一塊椪餅。

「先吃吧！」法師說。

雖然有滿心的疑惑，但師命不可違，顏惠美端起牛奶、拿起椪餅，一口口的送入口中。過程中，空間裡只有寂靜，還有她滿腹說不出口的疑問。

直到她將眼前的食物都吃完之後，法師才開口問：「昨天，你們去哪裡了？」

「我們去海邊念大悲咒。」

「為什麼？」

看向師父澄淨的雙眼，顏惠美知道埋藏在那一片黑色瞳孔下的，是憂慮。

於是她一五一十的把連日來的委屈一一訴說，過程中，法師只是聽著，臉上沒有太多的情緒，耐心的聽她把話都給說完，才開口說：「能受天磨是好漢，不遭人忌是庸才。懂嗎？」

輕聲的一句「我知道了」，這才讓法師微微緊繃的肩膀逐漸放鬆，放心的對顏惠美說：「沒事了，你快回去工作吧！」

短暫的師徒對談，給了顏惠美一股穩穩踏實的安定，「師父怕我們會因此感到洩氣，怕我們眞的甩性子就不做了，這條路就走不去下了，於是特地來鼓勵我們。」

說著這些故事的同時，一抹笑意始終在顏惠美臉上不停的擺盪，一會兒盪向被曲解的無奈，一會兒又盪向足以理解的感同身受。

「同仁誤會我們是派來監督他們工作，其實是可以想像的。我們能做的就是以柔克剛，相信總有一天他們會明白我們的心意。」顏惠美表示，志工都深知，情感的建立並非一時半刻就能有所成果，還得點滴累積，才能逐步建立起信任的堡壘。

堅守對師父的承諾，他們不會退卻，也盼著合和互協那一日，能早些到來。

第三章　有虔誠的信仰就能愛得透徹

花蓮慈濟醫院動土後，過了整整一年，報紙上刊登了一則徵才廣告，開出提供住宿、送醫師到臺大醫院受訓、薪資比照臺大醫院等優渥的條件，期待能先一步在醫院完工之前，招募足夠的住院醫師。

但來應徵的，卻只有兩位牙醫師。為了解決人力上的困境，於是有了與臺大建教合作的想法，第一個來報到的，是臺大骨科醫師陳英和。

陳英和對於花蓮的種種不便並不以為意，但他心裡有一道過不去的關卡。於是一次和證嚴法師的偶然相遇，他決定向法師坦白心裡的糾結，「我是一位基督徒，這樣的我可以在佛教醫院服務嗎？」

法師聽了，露出和煦的一笑，「我不擔心你信基督，我只擔心你信得不夠徹底。」

在陳英和還沒從疑惑中找到答案時，法師輕聲的將話給說完，「從事醫療工作最重要的，就是要對病人付出愛；有虔誠的信仰，就能愛得透徹。」

沒有醫師願意到花蓮來任職。

年輕的醫學生不願意來，他們期待能在沐浴在學術涵養與資訊豐富的都會區，才能跟上醫學的脈動角逐成就；已經結婚生子的醫師也不願意來，擔心妻兒不適應，煩惱孩子的教育該何去何從。

「當時我們光是要一個醫生來這裡工作，就是件非常不簡單的事情了。」在臺東深耕多年，同時也是資深醫療志工的范春梅忘不了醫院剛開始的前兩年時光，那是醫護極度缺乏的慘澹歲月，即使與臺大醫院建教合作，醫師對來到花蓮服務的意願仍舊興趣缺缺，「很多人寧願去沙烏地阿拉伯，也不要來慈濟醫院。」

范春梅口中的沙烏地阿拉伯，起源於臺灣與沙烏地阿拉伯簽有「中沙醫療合作備忘錄」，由臺大醫院配合執行，自一九七九年底，就開始陸續派遣外科醫療人員到當地提供醫療相關協助。爲了鼓勵院內住院醫師參與，臺大醫院更祭出優惠條例，只要接受完住院醫師訓練並到沙烏地阿拉伯服務，回國後即可以升任主治醫師，因此吸引許多年輕醫師主動前往。

「那時候爲了鼓勵醫師來慈濟醫院支援，也是比照沙烏地阿拉伯的支援辦理，只要來我們醫院服務兩年，回臺大就可以升主治醫師。」話至此，范春梅語氣轉爲黯然，給了自己片刻的寧靜以舒緩心情後，才又一字一句的說著那令人低落的情況，「但醫生來花蓮的意願仍然不高，最後只好用輪派的方式支援。」

輪派的支援方式，勉強應付初期醫護缺乏的青黃不接，然而也因爲醫師得從臺北通勤到花蓮，常常會因爲飛機或火車誤點，而難以準時在門診時間抵達，有些病人願意耐心等待，但也有不少人在候診區焦躁難安。

情緒在候診區中醞釀，隨時都有可能炸裂開來。

志工雖然無法取代醫師看診，也沒有護理師的一身功夫，但看著那一張張焦急、不奈、無助的臉龐時，一絲念頭竄進他們腦海之中——「這時候，不正是最需要我們的時候嗎？」

於是，他們毅然的走到候診區安撫患者。

「我們的醫生實在很辛苦。」志工走到患者面前，盡可能的不讓現場負面的情緒影響，堅挺著上揚的嘴角弧度，繼續說：「爲了要到花蓮替你們看病，他們還得排隊去買火車票、飛機票，現在因爲氣候跟地理因素而被困在火車上跟飛機上，他們一定很焦急。」

他們可以明顯的感受到，現場的高壓就像個被刺出微小孔洞的氣球，正在慢慢的放鬆、變軟，於是趕緊加強力道，繼續說：「如果可以，他們恨不得現在就來替你們解決身體上的痛苦，你們可以再等醫師一下嗎？」

此起彼落的「好啦」、「可以」、「他們也是很辛苦」就像一陣輕柔的雨水，慢慢的澆熄了適才所有高張火熱的情緒。

走入病房，分擔解憂

志工滿心的柔軟，不只爲門診區鋪上一片溫爽的青青草地，隨著開始有醫師收治病人住院，他們也將腳步轉往病房區，爲難忍難熬的入院治療帶來暖人心脾的問候。然而這一回引領他們走入病房的，不是他們自己的看見，而是師父的提點。

「有病人住院了，你們志工怎麼不去病房看一看他們？」一次，當醫療志工夜晚從醫院返回到精舍安單時，證嚴法師這麼建議著。

這一句輕聲的提醒，就像清晨時分精舍的打板聲，以最輕柔的方式，讓他們從睡夢中清醒。當時每天到醫院的志工人數不一定，幾乎天天報到的顏惠美必須得一肩扛起任務。但面對現實，她不由得心想：「病房區那麼大，只有我一個人是做不了什麼的，一定要有搭檔才可以。」

思來想去，能隨時找得到人，時間也能配合的，大概就只有杜詩綿院長的夫人杜張瑤珍以及婦產科主任楊朝融的夫人陳卿子了。自詡是行動派的顏惠美很快就找上兩人，她的提議獲得正面的回覆，於是她樂得帶兩位夫人走到病房區，自此，「三個臭皮匠」開始走入病房服務。

說是服務，但大多時候她們就坐在病床邊陪病患說說話，聆聽生命的苦痛與悲歡，偶爾也幫忙跑跑腿，在這裡她們的角色與其說是志工，反而更像是親人。

回憶就像一首輕快的歌，叮叮咚咚的在顏惠美的腦海裡跳起圓舞曲，想起走入病房的那個時候，就像是正在走入命運的召喚，那是破解志工與同仁緊張關係的開始，「他們人手少，有時候實在沒有辦法應付病人與家屬的情緒，這時候我們志工就能幫上一點忙。」

當日子一天天的過，漸漸得開始有護理同仁會主動前來求助。一天，顏惠美就接到一通電話，遠在病房區的護理師說話又急又快，焦慮猶如一朵烏雲，正籠罩著她，「志工，拜託你們趕快上來，有個病人在鬧情緒，還拍桌子罵人。」

顏惠美一聽，簡短的回了一字「好」，來不及問前因後果，馬上就找了杜張瑤珍與陳卿子，一同朝病房區跑了去。

她們人還沒到，男人的責難聲遠遠就傳到走廊上來，「叫你們一天幫我換三次藥，結果卻只幫我換一次而已！帶我去見院長！讓他來跟我解釋一下。」

護理師年紀尚輕，被男人這樣一罵，不由得縮起了肩膀。顏惠美一看，馬上走上前去，眼前坐著輪椅的高大粗壯男人，身上的刺青相當顯著，但她眼底沒有一絲的恐懼，「先生，是發生什麼事情了？你慢慢講，我聽看看能怎麼幫你。」

指著腿上的傷口，男人將剛剛咆哮過的話又再說了一遍，顏惠美靜靜的聽著，在醫院服務這些日子以來，雖然沒有醫療背景，但她深知，敷藥的次數並非多次就是好，男人的要求實在不合理，但她沒有反駁對方。

在耐心的聽他抱怨的同時，隨著男人憤怒的擺動身軀，一股頭皮的油垢味一陣陣的傳來，這讓顏惠美的心裡萌生一念。靜待對方把話說完，她將發言權拿回來，「我明白了，不過既然要去見院長，我們先幫你把頭洗一洗，乾淨清爽了，一定會帶你去見院長。」

這個突如其來的提議，驅走了男人部分的情緒，一臉狐疑的看著她們：「妳們要幫我洗頭？」

「是啊！」

他見到志工真誠的態度，才勉爲其難的壓下脾氣，說了句：「好啦！」見對方不反對，她們三人手腳俐落的將他推到還沒有病人入住的空病房，當時入住的病患才占全院病房數的一半不到，要找空的病房並不難。

三個弱女子合力將魁梧的男人扛上病床，由院長夫人捧水、主任夫人拿水勺，顏惠美則擔任洗頭重責。

她表面上看起來雖然鎮定，然而心裡卻奏起了一次又一次轟隆隆的交響曲，雙手小心翼翼，就怕把水滴到對方的眼睛、耳朵，可能會因此惹怒對方而挨來一拳。她其實怕極了，可是想爲對方服務的心超越恐懼。

「我跟你講，等我都好了，一定要去跟撞到我的人理論！」顏惠美心裡反覆上演的情景沒有發生，男人因爲舒服，反而滔滔不絕的聊了起來，告訴她們，他爲何受傷，又爲何會來到醫院。

年輕的時候，他跟著朋友在艋舺待上一段時間，義氣在他的血液裡奔流，衝動是傻事的溫床，最後甚至被送進了監獄，也讓忍耐多年的家人最終決定放棄他。出獄之後，家人不認他，於是他便跑到花蓮來，打算在這人生地不熟的地方重新開始，發憤工作，日後再揚眉吐氣回家請求原諒。

豈知工作還沒找到，就因爲發生車禍而被撞斷了腿。

「我就找對方理論，他給我十五萬當作賠償。」這筆金額聽起來龐大，但在沒有健保的那個年代，十五萬元用在醫療上，沒一會兒就花光了。「我身上都沒錢了，受傷的地方也還沒好，醫院要趕我出來，就跟我說佛祖醫院開張了，叫我過來這裡繼續治療，那邊不用錢。」

三個女人默默的抬起頭對看了一眼，彼此的眼裡都寫滿了無奈。由於人口不多，在東部地區要撐起一間醫院並不容易，但如今醫院虧損連連，正因爲這些錯誤的訊息不斷流傳。慈濟醫院雖然不收保證金，但醫療費用仍得支付，她們多麼想告訴男人事實爲何，但在這個時候不是辯解的好時機。

「既然對方都有誠意賠錢了，道義上的責任也盡了。」不等男人開口，顏惠美就問他：「你覺得我們這些人怎麼樣？」

男人暢快的回答：「你們是好人。」

這個回答讓三人都鬆了一口氣，也給了顏惠美接話的勇氣，「那你快點好起來，跟我們一起去幫助人，這樣總比去找人理論開心多了，不是嗎？」

男人不再講話了。閉上眼，他享受著洗頭的服務，但三人都期許，希望他現在的靜默不語是在反芻、反省與反思。他的人生少了良師益友，若她們說的好話中，他能吸收進一句話，也夠了。

整整洗了三次，顏惠美終於將男人多日沒洗的頭髮給搓揉乾淨，再由兩位夫人爲他將濕漉漉的頭髮擰乾水分。

油垢自他的髮根處離開，適才的怨聲載道也跟著煙消雲散，突然間，男人張大眼，爽朗的大笑一聲，「哈！我就像皇帝一樣！」

「既然頭髮都洗好了，那麼你現在想去哪裡？」絕口不提院長室三個字，是顏惠美的智慧。

果不其然，男人再開口指定要去的地方，是自己的病房。

三人相視而笑，大家也跟著男人心情爽朗而放鬆原本緊張的情緒，回病房的路上，已經能輕鬆自在的與男人聊天了。顏惠美乘著這個機會告訴他：「能配合醫師治療的患者，植皮處比較容易快速吻合。」

他靜默不語，陷入思考，適才張牙舞爪的氣息早已消散。

護理站的護理師看見他們能如此談天，雖然覺得不可思議，但也終於能鬆了一口氣。

看來，接下來在男人住院的這段日子裡，大家不用再心驚膽戰了。

第四章　以付出為志

同心、同道、同志願，慈濟醫院自啟業以來，志工一路陪伴，不僅協助捻棉花、摺紗布，也到廚房幫忙挑菜、洗菜。為醫院節流的同時，也在院內各角落尋找能夠補位的機會，甚至將腳步踏入病房，陪伴在身心疲憊的患者與家屬左右。

起初，來到醫院的志工沒有制度、規模，憑藉著一念心，穿梭在醫院服務。慈濟委員顏惠美、杜詩綿院長夫人杜張瑤珍以及婦產科主任楊朝融的夫人陳卿子三人是最早走入病房的志工組織；直到一九八六年十二月七日才由慈濟醫院社會服務室正式成立「慈濟服務隊」，並訂立組織規章。

一九九一年十月，證嚴法師將「慈濟服務隊」重新定名為「醫療志工」。

他認為，慈濟人是發於內心、立於志願的付出，「不同於有時間、高興才做的義工，他們以付出為志，擁有真誠、全然無私的奉獻精神，所做的是志業，比一般的義工更多了一分的責任，所以應該稱為志工。」

隨著與醫療團隊的信任關係不斷向上堆疊，志工能做的事情就變得愈來愈多。每天在九點門診時間開始之前，他們便會與護理部相互搭配，由護理師以衛教起頭，志工再接著展開有獎徵答活動，幾片餅乾、幾顆糖果，就能讓患者驅散等候的不耐。倘若醫生稍有延遲，他們還會在現場帶著病人唱歌、做手部運動。

當時，「佛祖醫院」擁有臺大醫療團隊的堅強陣容，又加上有志工的貼心服務，好名聲很快就廣爲流傳。

但平靜的日子不會天天有，偶爾仍然會遇到狂風驟雨。顏惠美又再一次的接到護理站的電話時，對方的聲音跟半個月前的求助一樣急切，「快來，那個病人又在亂了！」

「不是都好好的嗎？怎麼又開始在亂了呢？」她一邊走向病房，一邊在心裡嘟囔著，隨著腳步愈靠近護理站，一切就像是時光倒流，重演的歷史畫面在她眼前展開——病人大吼大叫，護理師無助站旁等待救援到來，見到顏惠美的出現，每個人都鬆了一口氣。

「先生。」人還沒走到護理站，顏惠美決定先出聲，這一聲叫喚果然成功的讓氣憤的男人暫時止住了嘴，於是她問：「發生什麼事情讓你那麼生氣？」

病人一見她，雖然有將語句間的氣憤磨平了些，但仍然忿忿難耐，「他們竟然要我出院！」

顏惠美將視線往病人原本骨折的腿看去，植皮處已經癒合，出院的決定，應當慶賀才是。於是她選擇忽視男人的憤慨，歡天喜地的說：「可以出院了？這是好事啊！」

癟了癟嘴，男人直呼她搞不清楚狀況，「我這雙腿還得要復健才能走得好，結果他們說我傷口好了，叫我去臺北復健！」說著，他舉起一隻手，惡很狠的朝著護理師指了過去，嚇得她們又是一陣哆嗦。

但顏惠美卻笑了，她朝男人又更靠近一些，希望自己接下來的每一句話，他能清楚明白的聽懂，「我記得你是臺北人。根據勞保局的規定，你得回到臺北復健，才不用再多花錢，你在這裡復健，勞保局是不會付錢的。」

男人還在咀嚼她這番話裡有幾分真實的時候，顏惠美又問：「他們要幫你轉院到臺北哪一間醫院？」

「臺大醫院。」

「是哪位醫師幫你轉院的？」她又問。

「骨科的陳英和醫師。」

「那你就要趕快去，而且要好好的感謝陳醫師。」顏惠美句句眞誠的說：「我也是臺北人，最清楚那裡的狀況了。臺大是全臺灣最大的醫院，無論是醫師、設備都是一流的，別人想進去都還不見得能排得到機會，那裡是一床難求，我要是你，我馬上就去那裡復健。」

男人的眼神不再兇惡，取而代之的是期盼，「陳英和醫師也這麼說，他說如果回臺大看門診，就會去看我。」

這番話，在顏惠美心中引起陣陣漣漪，那一圈圈都是象徵著感動的弧度。骨科醫師陳英和是第一位到花蓮慈濟醫院報到的醫生，當年他毅然決然離開臺大醫院來到花蓮，早已在志工間傳爲佳話，如今他對待病人的這分柔軟，更讓她心生尊敬。

一來一往的對話中，男人的情緒早已漸漸被磨得圓滑，著實冷靜不少。顏惠美看著他，想起那天爲他洗頭時，他曾說過，年輕時走了歹路，家人都不認他了，在慈濟醫院還有志工相伴，回到臺北又是孤家寡人一個，她不由得心想，正因爲如此，他的情緒才會那麼的不安吧？

於是，她許下了承諾，「你趕緊回臺北復健，我如果哪天回臺北，一定會去醫院探望你。」

男人很快就辦理了轉院，去到臺大醫院接受復健治療。日子一天一天過，這分承諾在顏惠美的心中未曾褪色斑駁，不久之後，她回到臺北，才剛下火車，就拎著行李往臺大醫院去。

臺大醫院腹地廣大，科別眾多，憑藉著病人的名字、復健等微薄的訊息，要找人還眞不容易。幸運的是，顏惠美在尋找的過程中，正巧在走廊上遇見帶著住院醫師巡房的陳英和。

她趕緊小跑步上前，問陳英和：「陳醫師，花蓮來的那個病患在哪裡？」

陳英和見到她，雖然驚訝，但也覺得不意外，指著前面一間病房，說：「就在前面那一間，他的病床在靠近中間的位置。」

循著指引走進病房，那是一間少說住著十幾名患者的大病房，顏惠美一床一床的仔細確認，很快就在正中間的床位找到那抹熟悉的魁梧身影。病人看見她，難掩興奮的露出笑容。

「我說過要來看你的。」顏惠美俏皮的舉起手上那個沉甸甸地行李，「你看，我一回臺北，連家都還沒回去，就先來看你！」

「果眞有信用！」病人臉上的爽朗笑容看不見一絲江湖味，那是打從心底由然而生的喜悅。

「你有乖乖配合這裡的醫生嗎？」顏惠美跟病人的年紀相去不遠，但說起話來卻像足了憂心孩子在外闖禍的母親。

「當然有，我很認眞在做復健。」

「那就好，不然我專程來看你，會沒面子。」看著他，顏惠美不禁問了那天幫他洗頭後，推他回病房時所說的那句話，他是否還記得？

「記得。」這一回，他不再沉默以對，反而堅定的迎合顏惠美的期待，「我要是好了之後，會跟你們一樣去幫助別人。」

這句還看不見未來的承諾，猶如一股春風，吹散了顏惠美歷經幾個鐘頭車程所帶來的滿身疲憊，甚至就連她提著沉重行李的那一雙手，似乎也沒那麼痠疼了。

「聽你這麼說，我就安心了。」聊了好一會兒，見時間有些晚了，顏惠美與他珍重道別，就在她轉身準備離去，走過幾床的距離，來到房門口時，身後傳來響亮的一聲。

是那個病人，他把內心的激動與開懷，全都寫進了即將說出口的話裡，「你們大家看！這個志工專乘坐了四個鐘頭火車來這裡探望我！」

病房內所有的眼神朝著她看過來，好奇居多，讚歎的也不少，在大家的目光送別下，顏惠美邁開步伐走出病房，心裡卻住進一分悸動。

「或許我們不只該關心在醫院裡的病人，也應該讓關懷延續，當他們出院之後也走到他們家裡關懷。」在返回花蓮的火車不好入睡，沿路搖搖晃晃，通過山洞時，還會傳來車輪滑過鐵軌的刺耳聲響。這病人雀躍的神情、激動的言語，以及道別時許下未來要振作起來幫助別人的承諾，像是一幕幕的電影片段，閃過顏惠美過於清醒的腦袋。

即將抵達花蓮的廣播響起，她心中的篤定已然成形，「好！回到花蓮，我們就開始啟動居家關懷！」

從水源到花慈，一步步走向康復之路

以病爲師，一個短暫的緣分意外的成爲未來慈濟醫院志工開啟「居家關懷」的養分，而這一念，也獲得所有醫療志工的支持。他們走入經濟困難的患者家中，也走入仁愛之家（現今的衛生福利部東區老人之家）、榮民之家、天主教聖馬爾大修女會、天主教聲遠老人養護之家、基督教主愛之家、禪光育幼院、花蓮監獄……，關懷的腳步從醫院逐步向外，日子雖然忙碌，但迎來的都是滿心歡喜。

一回，一位執行電療的主治醫師告訴顏惠美，有一個要電療的患者早已過了預約的時間，他們想盡辦法，但患者卻遲遲不回醫院治療，很怕再拖下去，原本還有機會戰勝病魔的勝算，將會一點一滴的消散在時間中。

聽著，顏惠美開始產生了好奇，於是上前問：「有打電話去提醒他嗎？」

「當然有，我們甚至還想說是不是因爲交通不便，他一個老人家出入有困難，還要開車去接他。」護理師無奈嘆了口氣，說：「但都被他拒絕了。」

再問拒絕的原因可有說分明？醫療團隊搖搖頭，只說老伯很堅持，不要再到醫院了。

話題在此暫告一段落，但顏惠美的思緒卻不斷轉動，最後，她甩開糾結心頭的煩惱，索性親自帶著志工到老伯家一趟，希望能用動之以情的方式，將他「請」回醫院治療。

「我們一起去醫院好嗎？醫生都在找你，他們很擔心你。」然而無論顏惠美如何勸說，老伯始終堅持不到醫院治療，慶幸的是，不去的眞正理由，在連聲的拒絕裡，一一道出。

「我不去，說什麼也不去！」固執又緊繃的臉頰漲得通紅，老伯說：「我不能坐車，一坐車就會吐。」

臉上的皺紋隨著長嘆一聲垮了下來，他說他不怕電療，就是人人聞之喪膽的化療也會勇敢以對，但暈車之苦對他而言猶如酷刑，因此雖然僅有短短九分鐘的路程，他怎麼也不敢領受。

顏惠美與一同去的志工想了想，最後提出了一個兩全其美的建議，「不如這樣，我們陪你走！走去醫院治療，回程再陪你走回來，你說，好不好？」

就這樣，志工展開了陪走之路，一週五天，接連一個月陪著老伯從水源村走到慈濟醫院，療程結束之後，再從醫院走回他家。單程就要四十分鐘的路程，他們邊走邊聊，有時沒話題了，就開口高唱。

不止一次，馬路上有好心人停下車來，說要載他們一程，但都被志工給謝絕了。

因爲一分承諾與一分呵護，他們願用雙腳陪伴，伴著老伯成功抗癌。

也因爲他們是擁有眞誠、全然無私的奉獻精神，以付出爲志的醫療志工。

第五章　只願病患得到最好

在濟貧的這些歲月裡，證嚴法師看到太多因病而貧的家庭，也聽聞即使迢迢送醫，卻因為付不起住院保證金，無奈拖著病痛返家的心碎故事。慈濟醫院興建之初，法師就決定，當醫院開始營運之後，要徹底落實不收保證金的制度，無論住院或是開刀，也都不預收醫療費。

因此打從醫院正式營運的第一天起，慈濟醫院就不收保證金、不預收醫療費，除此之外，法師更進一步勉勵醫護：「我希望大家來到慈濟醫院，要做良醫，只要站在醫師的立場，認為該用什麼藥、該如何處理對病患最好，就放手去做，不用考慮病患有沒有錢。」

雖然身爲志工並不參與醫院行政業務，也無法看到營運收支數字，但醫療志工或多或少都能在日常所見的蛛絲馬跡中細細推敲，明瞭醫院似乎正在面臨財務困窘的難題。

東部地區醫院雖然不多，然而總人口數也不多，花蓮與臺東兩縣的總人口數不過才五六十萬人，如此不算豐厚的人口數所能替醫院帶來的收入，可想而知是遠遠不足以平衡的。

尤其醫院的人事費用、行政雜費、基本水電支出都得按時支付的情況之下，在地私人醫院大多難以在收支平衡的支持下營運長久，留在當地的多是公家單位以及宗教募款的支持，慈濟醫院當然也不例外。

在數不清的歲月裡，各地的慈濟志工持續奔走募款，取得眾人之愛與心，傾盡一切力量匯聚，才有足以讓醫院撐過一年又一年的力量。

當蒼白的陽光照拂著花東大地時，外界對慈濟醫院的誤解卻像一團揮之不去的迷霧——他們說，這是佛祖醫院，治病不用錢；他們也說，這是一間由捐款撐起的醫院，來這裡看病的費用，皆由捐贈者無償支出。

紛亂的謠言就像火爐裡正在騷動的火焰，將一切的愛與付出視爲理所當然，以無差別的待遇將之燃燒殆盡。

欠款拒繳，虧損連連

顏惠美不時會想起那個去到臺北復健的男人，想著他有沒有努力復健、有沒有聽臺大醫護的話，有沒有再因爲心情不好而張牙舞爪的破口大罵……但只要步入病房，她會將一切拋諸腦後，全心全意的將目光與心力，奉獻在眼前的病人身上。

她剛結束病房服務的工作，回到社會服務室不久，就看見一個年輕女子扶著老媽媽走進來。

那位老媽媽是住院患者，顏惠美曾在病房裡和她互動過，對她記憶深刻，因爲老婦人中文並不流暢，日文倒是說得不錯，曾打算到日本留學的顏惠美也能說上幾句，於是每次互動間的對話，大多都是些簡單的日文問候。

她曾問她：「住院一定很辛苦，平時都是誰來照顧你？」

老婦人聽到熟悉的語言，笑瞇瞇的說：「是我女兒。」

「你可真幸福，有女兒可以這樣貼心陪伴，相信你的病一定能很快好起來！」顏惠美的聲聲祝福，在不久後的未來實現了，如今在社服室相見，老婦人身邊那位年輕女子告訴他們，老婦人的療程已經接近尾聲，即將可以辦理出院。

「不過她沒有錢付醫藥費，希望你們社工可以幫幫忙。」語畢，像是想起了什麼，年輕女子急急的追加字句，說：「我是她的鄰居，她沒有孩子，我於心不忍，所以來醫院幫忙照顧。」

年輕女子說，老婦人是孤家寡人，要過活已是勉強，哪有積蓄可以償清醫療費用？故事編得周全，但幾次在病房和老婦人有過互動的顏惠美心中，早已響起了警鈴，直覺年輕女子在說謊，「或許又是一個不想交醫療費用的人。」

她的懷疑絕非空穴來風，打自醫院營運以來，已經見過太多了，聽到的理由一個比一個還要賺人熱淚，但其中卻以編撰居多。

「不好意思，您說您是她的……」顏惠美不是沒聽清楚方才年輕女子說的話，只是想給對方再一次誠實的機會。

「我是她的鄰居。」年輕女子說著話的同時，顏惠美看得出她的眼神有些閃爍，臉上還流露出只有撒謊時才會有的不自在神情，「看她可憐，就來照顧她。」

「你眞是好心啊！」顏惠美不吝給予讚歎，但輕聲的嘆息掠過顏惠美的心中，那像是一股冷風，吹得她心寒。

突然之間，腦海裡閃過那位到臺北復健的男人曾告訴她，當初他在花光所有賠償金時，決定轉院到慈濟醫院就醫，是因爲有人告訴他：「去佛祖醫院看醫生不用錢。」

啟業前兩週，杜詩綿院長曾在啟業記者會上布達兩件重大宣誓，一是不收取保證金，再來就是針對無力負擔醫療費用的患者，由慈濟功德會補助。

這個決定，無疑是給了許多貧苦又無力就醫的家庭一道象徵著生機的曙光，但也引發部分貪小便宜的人心中歹念，甚至還讓許多不明所以的人誤信錯誤的訊息。

顏惠美心中的天秤正在擺盪，謊言就在眼前張牙舞爪，她該如何是好？

最後，顏惠美捨棄迂迴，直接告訴她：「我曾在病房問過她，她說都是女兒在照顧她，你就是她的女兒吧？」

對方愣了一會兒，隨即惱羞成怒，回過頭來斥責母親怎麼露了餡。顏惠美見狀，趕緊上前勸阻，並提出可供對方抒解經濟壓力的選擇，說：「沒關係，我們都能理解有時候繳錢總是會遇到不方便的時候，妳放心，我們可以分期付款，要不要我去拿分期付款的單子來給妳們塡呢？」

年輕女子嘟嘟囔囔的，踏著氣憤的腳步走出門外，和門口站著的男人討論一番後，由男人走了進來，手上拿著一疊足以支付住院費用的紙鈔，直說：「不用分期付款，我們現在就會繳淸。」

顏惠美鞠躬道謝，目送他們攜手離去。心裡的嘆息已經消淡，她心懷感謝，雖然年輕女子曾一度想要矇騙他們，但她仍感恩對方沒有太多的惡言相向，前些時候遇到類似事件時，對方可是氣呼呼的對她咆哮，質問：「醫院的錢都是大家捐的錢，爲什麼還要跟我們收取費用？我們不付錢都是理所當然的！」

這樣的事件自啟業以來，已經發生過太多次了。每一次，她只能在短暫的嘆氣後，不慍不火的回應對方：「醫院的興建確實來自十方大德，但是聘請醫護、行政人員在這裡以專業服務大家，也需要給他們薪水，還有看診、手術時所使用的醫療耗材種種，這都是醫院每個月都得支出的龐大費用。」

她甚至也曾動之以情，指著自己、指著身旁的志工，說：「我們這些志工從全臺各地過來，交通費都是自掏腰包，在這裡做事也都不支薪，我們想在替醫院省點錢的同時，也提供最物超所值的服務品質給來到醫院看病的你們。」

即使有志工的馳援，補足醫院工作中的某些細節，但顏惠美知道，每個月爲了應付收支上的虧損，總讓杜詩綿院長深感頭痛，一度還向證嚴法師借款支付年終獎金，法師也很快就同意了，由基金會補貼醫院。

社會苦痛，群起呵護

願信人性本善，即使不安好心的人偶爾來到，但志工也知道，帶著一生愁苦不得不來就醫的人也是不少，此時醫院的社工師就發揮很大的力量，盡可能尋求社會資源協助他們得以支付醫療費用，甚至更進一步協助申請社會福利相關的生活補助。

醫療志工張紀雪有著一張愛笑的臉龐，說起話來活靈活現，指著一進大門的左手邊的那一方小天地，她說那裡既是社工師的辦公室，同時也是醫療志工短暫休息的小園地，也因爲長年跟社工師相處在一塊，醫療志工時常能聽到他們分享病患的故事與需求。

一天，一位社工師垂頭喪氣的走進辦公室，走到自己位置上時，任由自己鬆懈所有支撐，將自己重重的埋入座位裡。

「我剛剛去看一個病人，他眞的好可憐……」她的苦悶幾乎就要透過窗戶灑落進來的陽光變得黯然，讓當時在辦公室裡的社工師與志工紛紛放下手邊的工作，圍到她身邊來，他們聽她訴苦，如果可能，他們必定也會盡一己之力！

她悶悶的說，剛剛去探訪的男病人是曾被醫院特別註記的患者，「前陣子他來住院，病都還沒好，就說要請假出院，說是要去借錢，結果就這樣一去不回。」

男人所欠下的醫療費，醫院難以追討，最終只好默默的吸收，行政人員能做的，只是無力的在男人的病歷資料上，將之註記醫藥費未繳就自動離院的紀錄。

「依照以往的經驗，這樣的患者大多不會再回來，但不多久之後，他又住院了。」社工師說，尚未痊癒的疾病在他離開醫院之後愈加惡劣，沒多久，他又住了進來，護理人員一看到他，不僅沒將他驅逐出院，反而馬上通知社工師前往了解他是否需要協助。

「我問他爲什麼要逃跑，他說他不是要逃跑，是要回去借錢，但沒有人要借他。」社工師說著話的同時，嘆息猶如伴奏，不時的在句與句之間反覆響起，「這一次他再來住院，怕兒子擔心，還騙孩子說，爸爸是出去工作賺錢，中秋節就會帶禮物回家團圓。」

男人說自己是單親爸爸，獨自帶著就讀國小的兒子生活。說起孩子，他病厭厭的臉上才有一點笑容，「他現在才幾歲而已，但已經會自己煮飯了。所以我來住院，幾乎不用太擔心他。」

但孩子的早熟，反而讓社工師的憐憫之心更爲強烈，「眞的是太可憐了。」

說著，她已經收拾起難捨的情緒，打開電腦著手查詢能夠如何協助男人得到醫療費用的補助，如果可以，她希望社會給的支援，能讓這位辛苦的單親爸爸不用花到一毛錢。

此時此刻，志工也沒閒著。

「我們所有人不約而同一起拉開抽屜，有的拿月餅，有的貢獻柚子。」張紀雪笑盈盈的回憶當時，從衆人的抽屜中，很快就不費吹灰之力張羅出一袋豐厚的禮品，等著在這位男人出院那天，讓他能遵守對孩子許下的承諾——帶禮物回家團圓。

最後，社工師在病人出院之前成功的替他爭取一筆足以支付醫療費用的金額，他自己也很努力，在中秋節前一天，獲得醫生同意出院的決定，就在他離開醫院前，志工親手將禮品袋遞交到他的手上。拿著那袋沉甸甸的禮物，他的眼神就像萬花筒，閃著驚訝、感動以及不好意思，他頻頻低下頭來，向志工道謝。

「深入了解許多病患的苦衷，想想也是很心疼。」張紀雪表示，一路走來，醫院營運並不容易，但也並非所有繳不出醫療費用的患者都有占便宜的心態。

因爲理解，所以他們從不發出斥責之聲，「我們嘗試去了解他們的困境，社工師用他們的專業協助醫療費用與家庭補助，志工則是盡一些棉薄之力，圓他們的夢，對慈濟醫院而言，這正是我們想做也該做的事情。」

第六章　徵求為眾生服務的人

隨著一磚一瓦快速堆疊，法師的對於醫院的想像也逐步清晰，在這裡，他祈願能擁有一流的設備，一等的人才，但只有這樣還不夠，慈濟醫院不只是醫病之處，更是醫心之所在。

一九八五年四月，在全省委員聯誼會中，他提出心中所想，一如不收保證金，這項邀約也是來自心中那最柔軟的一塊，「醫院除了有醫護人員照顧病人的身體之外，我還想徵求一群深入了解慈濟精神，並且志願為佛教、為眾生服務的人，除了學習基本護理常識，也能用宗教的愛膚慰病患心靈。讓來到慈院的患者，身心都能得到治療。」

起初，醫療志工並不那麼多。

當時的慈濟委員大多年輕，還得照顧家庭、承擔事業，能到醫院幫忙的，都是得善用點滴積累的工作空檔與休假日，能像顏惠美這樣三十出頭歲就放下一切到醫院擔任常住志工的並不多。

偶爾在奔忙中稍有能夠喘息的一刻，顏惠美不時也會想起當初之所以留下來的那一念牽動。

幾年前，她才三十幾歲，正打算辭去工作遠赴日本進修。在出發前，朋友邀約她到靜思精舍探訪，她萬萬沒想到，這是她生平第一次到靜思精舍，生平第一次見到證嚴法師，就因此與法師結下不分不離的深厚緣分。

「我希望你可以承接慈濟委員。」法師的開口邀約，突如其來，但卻非隨口一說，語氣既輕柔又堅定。

如此殊勝因緣，顏惠美不但不領情，還在第一時間給了無情的拒絕，「我都要去日本了，不可能承接委員。做不到的事情我如果隨便答應，那是對不起自己、也對不起別人。」

被她婉拒的法師，不氣不餒，回應：「我也沒有隨便就要人家做委員的。」

病痛現前，誓願一生相隨

桌上的電話鈴鈴響起，把顏惠美從回憶中拉回，是護理站打來的電話，他們需要她的幫忙。顏惠美不敢奔跑，就怕一不小心就撞傷人，但一想到病房急需她的幫忙，她的腳步就走得又急又快，就像那一天準備起身離開精舍回臺北時，聽到常住師父說證嚴法師心絞痛發作，原本準備搭車離開的她，趕緊回過頭來跟著常住師父一同步向法師寮房探望的步伐。

病痛一眨眼就奪去了法師臉上所有的光彩與血色，顏惠美不捨得拍拍法師孱弱的肩，請他保重，「師父，你一定要保重；你不是爲了自己，你是爲了所有人。」法師頂著蒼白的一張臉看著她，再開口，還是那句：「你一定要接下來喔！」就這樣，當年才三十三歲的顏惠美不僅接下慈濟委員的身分，也許下了一生奉獻無悔的承諾。

往後每當對外介紹自己是慈濟委員時，她的腦海都會閃過第一次到精舍拜訪時，曾翻開功德會那一本本濟貧、蓋醫院的檔案、資料以及數據，本業是成本分析的她深感功德會所面臨與承受的，將是一條漫長、沉重的建院之路，因此當慈濟醫院還在籌備興工時，她就義無反顧的展開募款行動。

當一九八五年證嚴法師開始號召志工時，顏惠美率先投入，但只有這樣，還不足以令她滿足。她一直在想，自己能在這件事情上，幫上什麼忙？

三十幾年的歲月跟著東海岸的潮起與潮落，也隨著後山的日出和日落，歲月不曾暫緩腳步，一如早已經過七十五歲的顏惠美，走在醫院的步伐依舊如當年三十三歲的自己，又急又快。

「當時臺中委員不多，我就到臺中去開插花班。」即使那麼多個年頭過去了，記憶中留下了不少的人與故事，但那一段招募志工的回憶並沒有因爲被擠壓而毀損，她記得很清楚，到臺中開設插花班是一九八六年，就在慈濟醫院即將落成前的幾個月。

顏惠美可是曾在日本取得專業執照的教授，但她心知肚明的是，她開這個插花班不是來推廣美學，而是爲即將啟業的醫院多召募一些志工。

課堂上，她邊教插花，邊告訴學員慈濟爲什麼要蓋醫院、目前興工的進度又到了哪裡、遇見什麼樣的挑戰與困難；學員邊聽邊學，漸漸的，他們在顏惠美的形容中開始想像醫院的輪廓，無形之中，心已經飛往花蓮那片即將救人的大地。

課程在她預計的月份中結束，那是慈濟醫院即將啟業的前一個月，離去前，顏惠美與大家道別？

「醫院蓋好了，我該回到醫院去了。」幾個月來的相處，她和這群既是法親也是學員建立不錯的關係，話也能說得更直白，「我相信我們有緣會再相見，也希望妳們時間允許的話，能回來花蓮，到醫院當志工。」

插花班開設，招募各區醫療志工組隊

醫院落成啟業後，顏惠美住進靜思精舍，天一亮就到醫院報到幫忙，然而隨著醫院的工作開始逐漸步入軌道，顏惠美心底的焦慮卻愈來愈響亮，「人不夠、志工人數不夠。」

於是，偶爾假日抽空，她便會搭車到臺北、臺東等地開設插花班，與當年到臺中開設插花班的心念一致——她希望能藉此機會，爲醫院招募更多醫療志工。

臺東慈濟志工范春梅就是當年因爲插花班的因緣而投入成爲醫療志工的其中一名生力軍。

她回憶當初顏惠美到臺東開插花班是在一九八九年初，當時臺東的委員很少，但幾乎大部分都報名了插花班，范春梅笑盈盈的說：「畢竟在當時的臺東地區，這樣的課程眞的很稀奇。」

課程中，她們學剪枝、插花與配色，同時也吸收了不少有關醫院內的故事點滴，於是當課程結束後，顏惠美誠摯邀約大家回到醫院幫忙時，臺東慈濟志工在極短的時間內，就完成組隊報名工作，既快速又完整。

「我們決定每個月去一次，一次停留一週。」雖然頭髮已經花白，但范春梅對年份的記憶依舊精準，「一九八九年十月，我們臺東的醫療志工就正式組隊上工，年紀大一點的，就去捻棉球、裁紗布，像我們這些年輕有力氣的，就到病房跟急診去幫忙。」

而在同一年，原本在顏惠美的鼓勵下，零零散散利用休息時間到醫院當志工的臺中慈濟志工，也開始有了組隊的想法，而這個念頭來自於一場全省聯誼會，以及一位有心有愛的家庭主婦。

「當時每個月全省慈濟委員都要回花蓮開委員聯誼會，由上人親自主持，各地師兄姊可以提出各自的看見、疑惑與想法。」林玉雲當時就坐在臺下，身爲家庭主婦的她在先生全力支持下，得以做志工、幫助人，每個月還能回花蓮開會，她把握、珍惜，也心懷感激，尤其每一次在聯誼會上聽見其他委員的分享，對她而言都是相當寶貴的生命經驗。

當時一位來自臺東志工在會上分享隨著志工隊到醫院服務時，遇見了一位因爲車禍而受傷的孩子，孩子懊惱著自己的傷勢，甚至自暴自棄不願接受治療，最後在志工的勸說與陪伴之下，男孩不僅願意積極的接受治療與復健，也很快就出院並回到正常的生活中。

「師兄說得很開心，我們在現場的人也都感染到他的喜悅。」林玉雲在臺下早已開始天馬行空，她想像如果站在男孩身邊是她自己，她會怎麼做？「到醫院服務或許還能學到一身好功夫，我自己有五個孩子，如果眞有收穫，以後用來教自己的小孩一定也很有幫助。」

於是回到臺中之後，在一次的會議上，她向大家提出組隊的想法，當時臺中地區的委員不到一百人，其中就有一二十位的師兄姊主動支持，讓臺中醫療志工隊得以順利成軍！

紛至沓來，只願成就無悔的心

當臺中慈濟志工第一趟組隊到花蓮的那天，證嚴法師不僅親自歡迎，還特別挪出一些時間與他們談心說話，席間，他不忘殷殷叮嚀著弟子，醫院可不比外頭，院內規矩多，和病人說話也要有智慧。

「最後有幾件事，我希望你們都要記得。」法師坐在藤椅上，雙手自在的擱在腿上，肩頸輕鬆，然而對於緊接著要說的話，他的口氣略微謹愼、嚴肅，「第一，理智要擺上面，感情擺下面；第二，你們現在很發心，但要記得，不要發心容易，恆心難；第三，慈悲一定要有智慧。」

願弟子發心也恆心，對於這些來自臺灣各地的弟子而言，最大的挑戰無疑就是距離，尤其對來自高雄的志工團隊而言，更是不容易。

「大概是一九九二年左右吧……」確切的年份雖然有些遲疑與不確定，但高雄志工蔡宜蓉肯定的是，高雄組隊前往花蓮擔任醫療志工的年份並不算晚，約略是在醫院啟業幾年之後。

雖然年代有些模糊，但當時搭夜車到花蓮的印象卻很深刻。

當時南迴鐵路尚未全線通車，爲了要「做夠本」，他們縝密計算一趟路的去回，最後決定搭上午夜過後的公路局班車，無論是國光號、金馬號，路程的時間大多相去不遠，最少也要七、八個鐘頭起跳，沿路搖搖晃晃，抵達花蓮時正巧趕得上清晨的曙光。

「下車後，我們就在車站洗把臉、整裝一下，再沿著車站旁的道路慢慢步行到醫院。」醫院資源有限，沒有交通車接駁，但也無損高雄志工每月一週前來服務的熱情，蔡宜蓉回憶起初扣掉車程，掐頭去尾的也只能在醫院待個三五天，幾次之後，果不其然就開始有了聲音。

「我們這麼遠一趟路，才做幾天不划算，不如多去幾天！」

一句話，一念心，成就高雄志工此後不成文的規定，凡是每月回花蓮支援醫療志工工作，就是七天起跳！這樣的日子長達十五六年，直到大林慈濟醫院啟業之後，同樣需要就近的高雄志工前往支援後，才改爲兩個月支援花蓮慈濟醫院一次。

「後來南迴鐵路通車之後，我們都是坐火車去的。」同是高雄地區的志工陳惠馨談起這幾十年來，前往花蓮的路途雖然遙遠，但只要能搭得上車，距離之於他們都不是問題，「我們最大的難題，其實是訂票。」

重重的呼出一口氣，氣息中有難爲、苦楚，但也有幾分興致，陳惠馨表示，由於花蓮是臺灣著名的旅遊勝地，加上前往花蓮最便捷、便宜的交通方是就是火車，因此車票並不好買，尤其志工交接班的日子都是週日，更是一票難求。

「我們就幾個人組成購票團隊，時間一到就趕緊上網訂！」長年的訂票經驗讓陳惠馨訓練出一身好功夫，「早年我們一趟出門就是上百人，偶爾遇到連續假期一定有訂不到足夠票券的時候，我就會算準訂票卻延誤付款而被取消的日子，趕緊再通知大家上網搶這些被釋出的車票。」

訂票的過程有苦有樂，陳惠馨笑言，有時候到火車站取票的時候，常常會遇到旅行社的員工語帶抱怨的唸著：「都是你們，把票都搶光了！」

正所謂不打不相識，陳惠馨笑著說，有幾次在網路上訂不到足夠的車票而直接前往火車站現場想碰碰運氣，旅行社員工知道他們票不夠，還會好心的過來問：「你們票不夠回花蓮當志工？我們還有一些車票，不如就給你們吧！」

曾有那麼幾次，運氣不足加上熱門連續假期，實在搶不到票，高雄地區的醫療志工依舊不願放棄難得排上到花蓮當志工的大好機會，他們趕搭上原訂班次的前一班車，那是清晨五點多的車，許多住離火車站較遠的志工，常常四點多就得摸黑出門，但他們卻無怨無悔。

雖然購票不易，還得早出晚歸，然而高雄醫療志工的人數始終排名前段班，雖然搭車、購票的辛酸數之不盡，但在蔡宜蓉的記憶中，歡喜的回憶也很多。

「有一次我們到花蓮車站準備要搭上回程的班次，就這麼剛好，遇見上人行腳回花蓮，正要走下火車。」能如此意外的見到師父，高雄的志工滿心歡喜，紛紛圍上前去，恭迎師父下車。

蔡宜蓉還記得師父看見大家時露出的欣慰笑容，以及隨之而來的調皮——法師看了看時間，說：「現在才下午四點多，醫院不是都五點半下班嗎？你們竟然提早下班，以後要做來還喔！」

志工全笑了，一人一句急著替自己喊冤：「師父，等到五點半，我們都沒車可以回去了，搭這班車也是逼不得已啊！」

第七章　讓甘美的泉水源源不絕

陳燦暉是國內著名的發明家，同時也協助國內發明人與廠商接洽，以保護智慧財產權。受邀在各大專院校授課的他，人們都尊稱他一聲陳教授。一九七九年聽聞證嚴法師要在東部建院，他曾不捨力勸：「蓋醫院非常辛苦、複雜，您身體虛弱，這不是您有辦法做到的事！您是慈濟人的靠山，一定要先把自己的身體照顧好。」

證嚴法師聞言，不僅沒有半分動搖，反而以掘井人自喻，他告訴陳教授，慈善工作就好比水庫，慈濟人就是興建水庫的人，「會員支持如涓涓細水，假如有一天雨水中斷，等待滋養的眾生誰來照顧？不如想辦法挖出一口深井，讓甘美的泉水源源不絕。」

濟貧如築壩，建院如掘井，是啟發眾人愛心的泉源。

花蓮的清晨顯得過分寧靜，只有草叢裡的昆蟲與枝芽上的鳥兒在窸窣低語，在大地還尚未全然甦醒之時，靜思精舍早已在打板聲中展開全新的一天。

無論是從北部前來，或是從南部而上，各地志工在來到慈濟醫院擔任醫療志工的期間，招待他們留宿的是他們的心之所歸——靜思精舍。

起初在還沒有舉辦志工早會的年代，志工跟隨常住師父打板聲晨起，也跟著自立耕生的師父一同勞動，臺中區志工林玉雲的手掌心至今都還銘刻著洗薏仁時，那顆顆粒粒摩擦手中紋路的記憶。

「這些薏仁不是要自己吃的，而是要做成薏仁粉販售的；洗好之後就放在竹篩裡，還得捧到大殿旁邊的空地曬太陽。」沉浸在當年的回憶之中，林玉雲彷彿還能聞到曝曬在太陽下的薏仁所飄揚的陣陣豆味清香。

當豆香味隨著自山頭吹來的涼風竄入眾人鼻腔，亦即象徵著篩選、清洗薏仁已排列整齊並曝曬已經告一段落。常住師父邁開步伐，轉身繼續其他手工，而志工則規矩的列隊往大門走去，他們也準備要上工了，只是上工之處，是距離精舍將近有十公里距遠的慈濟醫院。

他們得到大馬路上，等著班次不多的公車，隨著車體的擺動，在搖搖晃晃的坐到距離醫院最近的公車站下車，那是火車站。談起現今醫院門前就有公車站牌，林玉雲口氣裡就有藏不住的欣羨，「早年我們只能坐到火車站，再從火車站走到醫院。」

這趟十來分鐘的路，總有人先起音，一群人就這樣唱著一首又一首的歌，緩緩的走向醫院，並趕在八點半之前走入醫院。

入院之後，他們一天的任務與挑戰，也即將正式展開。

在生死病苦中，分秒學習

有人投身醫院服務，意外的如魚得水，但也有不少人如林玉雲，起初得經歷一段不算短的陣痛期。

今日的慈濟醫院擁有諾大的腹地，在此新舊大樓交錯，但在林玉雲的記憶裡，她第一次見到慈濟醫院的模樣也依然雄偉。

「現在對比隔壁的急診大樓，舊大樓看起來又低又矮，但在一開始只有那一棟的時候，也是很壯觀呢！」她記得第一次來到醫院當志工，第一站就分派到六樓的病房，病房裡等著她的，是一個昏迷不醒的青年與他傷痛欲絕的母親。

床上那個高大的男孩，頭腳身長幾乎要將病床給塞滿，他的身體看起來是如此健壯，但意識卻因爲頭部重創而陷入幾乎沒能見到光的黑暗。林玉雲在進病房前就聽護理師說，已經過了好久，也不斷用藥治療，但就是沒有辦法讓男孩甦醒過來。

「常住志工黃明月師姊一進去，馬上就能安撫那個傷心的媽媽，但我一看到床上的孩子這麼年輕，媽媽哭得傷心欲絕，眞的沒有辦法繼續待在那個空間。」心痛的情緒猶如一陣陣大浪朝著她重重襲來，林玉雲忍不住心疼，連一句話都沒來得及開口說就跑出病房，獨自在走廊上狠狠哭過一回又一回。

隨著眼淚流盡，情緒逐漸恢復穩定時，她一邊擦掉臉上的淚痕，一邊在心裡不斷鼓勵自己：「人家阿月師姊就可以好好的安撫對方，我怎麼可以逃跑？我可是要來當醫療志工的！」

林玉雲邁開力圖振作的步伐，再度走進病房，這一次入眼所及的，是情緒崩潰的母親趴在病床邊，拍著兒子動也不動的身軀，嘶聲力竭的喊著：「你一定要好起來，媽媽看你這樣，心眞好痛、好痛……」

「結果看到這一幕，我又跑出去哭了……」林玉雲苦笑著說，在報名的過程中，醫療志工沒有年齡、資歷的限制，然而投入其中，每一個志工都有自己必須得學習的功課。也在那時，她才如夢初醒，何以師父前一晚語重心長的告訴他們——理智擺上面，感情擺下面，也叮嚀著慈悲一定要有智慧。

自訂高標準，守護剛成立的家

早年，醫療志工沒有所謂的制服，回醫院的人大多穿著黑皮鞋與自己的便服去，幾回之後，委員編號一一九號的陳靜妙直覺不妥，「一雙皮鞋踩在醫院的地板，叩、叩、叩的發出聲響，實在太吵了，我們應該要換成像護理人員穿得那種鞋，鞋底要柔軟，走起路來不僅清靜無聲，還好穿、耐磨的白鞋。」

幾番尋找，眾人才終於找到了一雙既好穿又舒適的白鞋，李節子還記得，當時她也看到另一雙不錯的選擇，陳靜妙堅定又不失禮的告訴她：「不是好穿的白鞋都可以，我們必須要有服儀上的紀律，大家都要統一穿著。」

這雙白鞋開始統一出現在醫療志工的腳下，讓她們走得更快，踩踏在地板上也清靜無聲。單單就一雙白鞋，李節子的腦海裡有說不完的紀律，「這雙鞋不能在慈濟的其他場合穿，只能在當醫療志工時穿，而且每次都要確保它是潔淨的白。」

問李節子，不過是一雙鞋，何以「規矩」如此之多？

她只是輕聲笑著，再說出口的話語全是柔情，「這間醫院是好不容易匯聚眾人的愛心才成立起來的，我們理所當然要呵護它。」

除了鞋子，漸漸的，醫療志工也開始逐步統一襪子、髮型與服裝，每當眾人上了火車，領隊就會開始逐一檢查，鞋，得是相同款式的白鞋；襪子，不僅顏色得統一，還需要是能反折的白襪；至於衣服，一件熨熨燙得整齊的八正道是標準中的標準。

李節子驕傲的說，每當火車滑入花蓮站，所有志工個個服儀整齊，頭髮也梳整得一絲不苟，精神抖擻的準備返回他們夢寐以求的「家」！

即使是一份不支薪的工作，但眾人謹慎看待，長年來擔任領隊之責的李節子，每一回在出發之前，總會打上數百通的電話，一一聯繫，貼心的詢問對方曾到醫院哪幾個單位服務過？是否想到不一樣的服務單位？

「我會盡量安排，讓大家這一趟去，都能有所學習。」一如李節子這般用心的領隊並不少，也因此屢屢在召集人力之時，一一召「心」，讓這段鐵路之旅即使漫長，但每個月願意來到花蓮服務的志工人數，卻能屢屢倍增。

除了在制度上謹慎執行，爲求讓隊伍的服務品質提升，醫療志工也想方設法，積極尋求取經之道。

臺北慈濟志工洪家明回憶當年初加入醫療志工隊伍時，坦言當時的志工因爲尚未建立嚴謹的制度，加上醫院才剛成立，每個人都在「學」著該如何成爲一位稱職的醫療志工，偶爾難免會不知該何去何從。

「當時我心想，醫療志工在服務或是關懷病人以外，是不是還有哪些的不足？」心裡的一念，是點燃洪家明行動的關鍵碳火，很快的，他就約了幾位慈濟志工一起去到其他醫院參訪學習。

他永遠都記得，當時他們來到臺灣最大且醫療資源最爲完整豐沛的臺大醫院，見掛號處旁，一位志工不僅能答覆民眾哪位醫師今天請假，甚至還稱職的告訴民眾，是由哪位醫師代班，「他完全不必看小抄，就能在一問一答中對答如流，這一幕我永記在心裡。」

榜樣，從所見所聞中點滴汲取，也在內化吸收後，啟動傳承的齒輪。

把握因緣，提早圓夢

隨著各區慈濟志工紛紛組隊前來，醫院裡的志工服務人數開始有了固定的規模，每週末，完成一週任務的醫療志工就會開始整理行李，準備返家，而新的一批醫療志工早已精神抖擻的抵達，準備接續隔一天的服務工作。

志工的來去，就像花蓮海邊的浪潮，潮起潮落的起伏，未曾停止歇息。

然而總有幾張面孔始終都在，他們沒有交接班，沒有去了又回來的頻率，他們一直都在，這些人是付諸一生願爲醫院終身服務的常住志工，張紀雪卽是其中一位。

談起當初決心留在醫院當常住志工的緣起，張紀雪客氣的直說，比起老兵顏惠美、黃明月，自己到醫院的時間已經晚了許多，那是一九九九年，那一年她三十歲。

在北部百貨公司工作的她，時常會利用自己的休假報名回花蓮做志工，常常在回程的火車上，懷著滿心感動的她總會在心裡與自己對話：「以後等我退休了，我也要回來當常住志工，就跟顏師姊還有明月師姊一樣！」

當時的她還不知道，上天會提早給她一張直達車票。

一回，她又來到花蓮當志工，那天早上才剛走入醫院，護理師就急急忙忙的跑來請求協助，說是有一位因爲發生車禍的年輕人在經過搶救後，仍然傷重不治，已經緊急聯繫家屬前來，「可以麻煩你們先下去助念堂爲他助念嗎？」

當時醫療志工沒有特定的任務編排，所有的工作都是看見與聽見，由緣分帶領，張紀雪一聽，與幾位志工很快就趕到樓下的助念堂，由一人先發音，其他人跟上助念旋律，一次又一次的反覆唱誦。

這不是張紀雪第一次參與助念的任務，但眼前一動也不動的往生者卻勾起她內心的陣陣漣漪。

「他好年輕。」她邊唱誦著助念詞，心裡惋惜回想剛剛護理師告訴他們，這個年輕人是在上班途中發生車禍才被緊急送到醫院的。這讓同為上班族的她不禁百感交集，心想：「如果有一天我在上班途中發生意外，那我對未來的人生規畫、我對未來的夢想，不就都不能實踐了嗎？」

張紀雪有著一雙盈盈的笑眼，圓圓的臉龐有著燦爛天真，但在說起這段過往時，這張可愛的笑顏卻布上一層厚厚的陰霾，她坦承當時在助念時並不專心，「我一直在想，如果今天躺在那裡的是我，我會怎麼樣？」

她看著眼前那位逐漸失去血色與溫度的年輕人，他的靈魂已經安息，同時也象徵著他曾懷有的夢想與人生規畫得隨著他的氣息一同入土，那曾經有著瑰麗色彩的美好未來，已經不會被實現了。

「當下我就決定，我不該放任自己去想著未來，我現在就要實現我的夢想！」臉上的那層陰霾隨著這一句誓言逐漸散開來，笑容與光彩重新爬回張紀雪的臉上，她的一雙笑眼散發光芒，「就是那時候，我一回臺北就把工作辭掉，毅然決然住到精舍，每天到醫院當志工。」

說著、笑著，如今在別人問起她當初怎麼會選擇回來當常住志工，她自己也常常在故事結語時，自問問人：「如何？是不是很不可思議？」

對於她這麼年輕就選擇常住醫院，這麼多年來，也不只一個病人或家屬問她：「我怎麼每天都看你在這裡？你都不用上班嗎？不結婚生小孩嗎？老了之後怎麼辦？」

對這些提問，她從來都不覺得被冒犯，反而能以智慧回應：「我也不知道我會活到多老？但我知道，哪一天當我的無常來的時候，至少我躺在那裡讓別人替我助念時，臉上一定是帶著微笑的。」

成為老兵第二，提前如願

常住志工留下來的因緣各自不同，顏惠美是因爲師父的一句話，張紀雪則是看見了人生的無常，對另一位常住志工黃明月而言，則是源於一句狂妄的話語。

黃明月坦言在二十歲的時候，曾想過要捨棄世俗，投身修女的行列，「但是我根本不懂天主教與基督教，也沒有宗教意識，純粹只是覺得修女那種爲人群奉獻的神聖精神令人嚮往。」

幾年後，她在一次的偶然因緣之下，參與了一場演講，那場演講的主講人就是證嚴法師。

「那場演講的日期一九九〇年六月十八日。」日子記得牢，全是因爲這個日子、這場演講，改變了黃明月往後的一生，「上人講了很多故事，也說明慈濟爲什麼要蓋醫院、委員又是如何努力的在募款。」

理解力強的黃明月很快就明白，眼前這位瘦弱的出家人想表達什麼，「他要說的，就是愛。沒有一個人的生命不需要愛，但是愛不是口號，而是身體力行；每個人都給得出愛，哪怕是一個微笑、一個招呼，透過動作、透過表達，透過身體力行，都可以付出給予。」

演講的最後，臺上的法師殷切呼籲，期待更多人一同投入志工的行列。

就這樣，黃明月走入志工的行列，並跟隨資深慈濟委員的腳步開始募款、訪貧，時常也和她們聚在一起彼此分享。一天，她們談起人生、聊起志向，最後談到在醫院的常住志工顏惠美。

「像顏惠美師姊，她的生命有太多的精彩了！因爲她把她的生命都奉獻給所有的病人跟醫院，而且還能跟師父一起住在精舍裡面。」

當其他志工講得眉飛色舞時，黃明月的心也跟著激動，隨著語句情境，她不禁想像著這位素不相識的師姊，心裡百般讚歎：「她的所作所爲，不就跟修女一樣嗎？」

於是也不知道是哪來的勇氣，黃明月突然開口，將她的一股熱情化爲一句祈願，「好！我決定了，以後我要當顏惠美第二！」

這句話在現場彷彿灑下了一把細碎的火種，讓所有人都熱血沸騰了起來！不久之後，同樣的這群人終於排到回花蓮做醫療志工的機會。午餐休息時間，同桌的志工指著不遠處的顏惠美，催促著黃明月：「明月，你師父在那裡，還不快去上前拜師！」

「不要亂講，我還沒準備好啦！」黃明月回憶自己聆聽證嚴法師的演講是在二十九歲時，受證成爲委員才三十歲，第一次見到顏惠美則是三十一歲，「我當時就想，當常住志工要住在精舍，每天都要三點半起床，還要跟大家睡大通鋪，我怎麼可能辦得到？」

正當她陷入糾結時，幾位熱情的師姊早就把顏惠美給拉了過來。

「你對當常住志工有興趣嗎？」顏惠美笑盈盈的問黃明月。

「有，但是我什麼都不會。」黃明月不敢說，自己最怕的是不適應晨起的生活。

顏惠美聽聞她的回應，給她一個意味深長的笑容，鼓勵著說：「沒關係，可以慢慢學，有心比較重要。」

如此幾句簡短的話語，成爲牽引黃明月「歸鄉」的關鍵，她來到花蓮，過起了早起以及團體的生活，也在醫院裡如願以償的走向與顏惠美誓願一生的道路，甚至在多年後，慈濟決定在大林興建慈濟醫院時，毅然決然投身大林慈濟醫院，將自己在花蓮慈濟醫院所習得的經驗無私傳承分享。

如今各地慈濟志工依舊每週在花蓮慈濟醫院交接、相會，而常住醫院的醫療志工也從早年的一位、兩位，至今已經有了七位的投入，他們在此引領各地的醫療志工，也在此實踐守護醫院的心中大願。

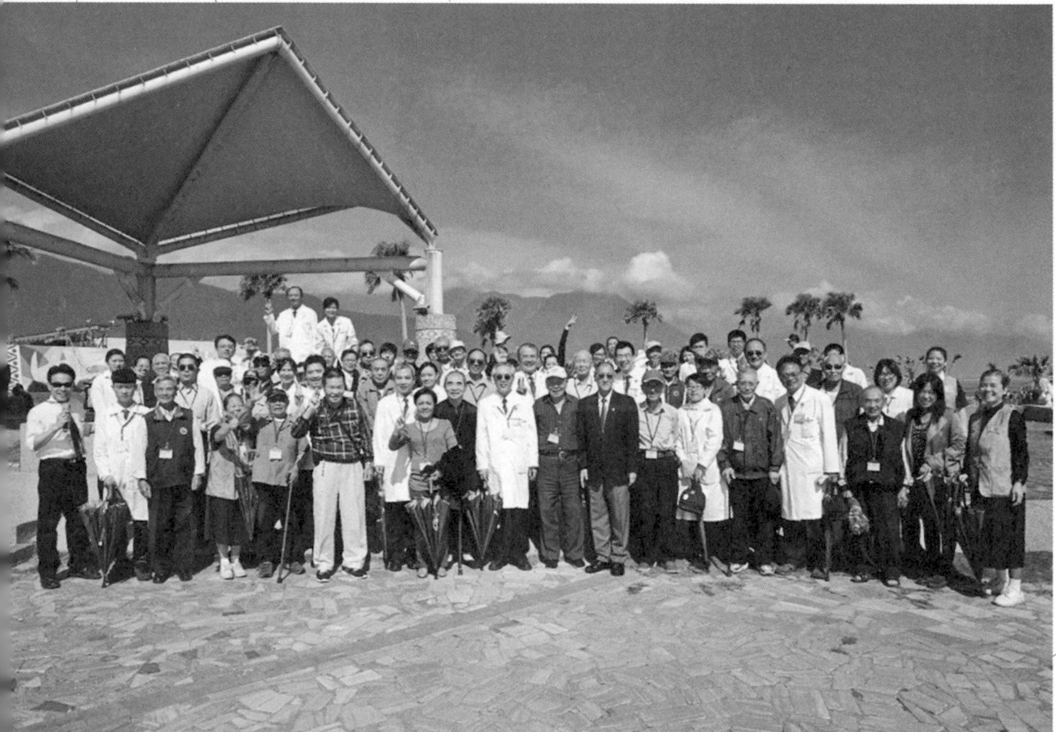

輯二　願——照顧院內，守護院外

第八章　以誠，以正

慈濟功德會興建醫院的消息，透過口耳相傳，也透過報章雜誌的傳播，愈來愈多社會大眾知曉這件事情，許多中央政府官員得知也表達關切之情。其中時任臺灣省政府主席林洋港更在社工會報上大聲疾呼，希望公務人員能向花蓮靜思精舍看齊，學習慈濟服務社會的精神。

證嚴法師聽聞，心裡深感安慰，表示受到政府的肯定，是多一分的精神支持。他也感慨，身為一介出家人，他既沒有經濟能力，也缺乏社會經驗，醫事管理知識更是欠缺，「一無所有之下，我卻要建醫院，唯有以誠——至誠之心，以正——善款點滴不漏，來號召大家響應。」

他也相信，只要認真做，行得正，站得穩，再大的困難都能克服。

投身醫療志工沒有門檻，沒有年齡的限制，也沒有地域的局限，只需發心、能挪出時間就能報名參與。

起心動念源於善，但也得要有充足的臨床技巧，爲了保護病人，自慈濟醫院啟業第一年開始，只要投身醫療志工行列的慈濟人，都得先接受醫療相關訓練，無論是醫療常識、照護動作等，都有臨床第一線的醫師與護理師擔任訓練講師。

訓練的時程相當漫長，總計共有五十個小時，不僅得聽課、做筆記，還得反覆操作複習，最後由醫護親自考試，通過測驗者才能到第一線執行醫療志工的工作。

「要當醫療志工，眞的是不簡單。」即使身爲大家口中的「老兵」，顏惠美笑言，起初自己也是從頭摸索，也曾有過不少失誤，「像是在幫一些中風病人推輪椅的時候，因爲他們單隻腳沒有知覺，推著、推著腳就會滑落踏板去摩擦到地板，我也是做中學，現在都知道了，要特別的留意。」

顏惠美坦言，在醫院的服務過程中，志工得時時補位，時常還得協助醫護人員將病人挪移到輪椅或是病床上，這其中，光是要如何抱才能安全且不讓病人感到痛苦，就是一門深奧的學問。

「其實學這些，不只是要保護病人，也是在保護志工。」顏惠美還記得有過幾次，志工自認身強體壯，卻沒想到病人因爲沒有力氣，而將全身重量依附在志工身上，在移動的過程中，志工就這樣被病人給拖垮，雙雙跌落到地上去。

起初在人手不足之際，醫療志工是邊服務邊受訓，直到全國各地支援充足之後，才逐漸更改規定，必須得完成所有訓練並通過實地演練，才能報名醫療志工，前後時程就長達一年。

「即使如此，還是無損大家到這裡服務的決心。」顏惠美笑著說，醫療志工的人數愈來愈多，很多人還曾私底下向她抱怨，得排好幾輪才輪得到呢！

骨癌臺商，病痛中的埋怨

即使受過嚴謹的訓練，擁有充足的醫療知識，但總有那麼一些時候，醫療志工也有幫不上忙而深感無奈的時刻。尤其是在國內尚未推動安寧療護之際，見到臨終病人面對病痛所帶來得苦楚，他們難受的呻吟、在床上痛苦翻滾，志工除了陪伴、按摩，其餘時間都是愛莫能助的。

有一次，顏惠美就見到一個病人痛苦的在床上翻滾著，身旁照顧他的老媽媽心疼的流下淚水，難受的告訴顏惠美：「我只能請醫師來幫他打止痛針，可是醫師說，根據規定，止痛針也只能四個鐘頭打一次……」

但那潛藏在她孩子身上的疼痛太過強烈，止痛針的藥效根本就撐不到四個鐘頭。看到病人跟家屬飽受折騰，顏惠美不只一次在想，難道就沒有更好的辦法嗎？

無奈的是，身爲一位只略懂醫療皮毛的志工，顏惠美除了傾聽、陪伴，確實一點辦法也沒有。直到她遇見了那位曾在日本經商多年，回臺時因爲身體不適就醫而診斷出骨癌，住進慈濟醫院治療的病人。

「你們醫院煮得這是什麼飯？這我哪吃得下去！」

「你們醫院的服務眞的不行，住在這裡一點也不舒服！」

顏惠美剛認識這位臺商病人的時候，他總是這樣叨叨絮絮的埋怨，說著醫院這裡不好，那裡做得不對，一句好話都不肯給，面對這樣的他，顏惠美卻從不避開，因爲她心裡明白，他是因爲身體不舒服，才看什麼都不是。

她陪在他身邊，聽著他抱怨一切，沒有不耐，也未曾避而遠之，一段時間過去後，病人漸漸對她另眼相待，與她做起朋友來。從此，抱怨變少了，臉上的笑容卻變多了。一次在他手術過後，顏惠美又到病房去探望他，沒想到迎來的是許久未聞的數落。

「你看看這個飯菜。」病人指著眼前的飯菜，一臉嫌惡。

但顏惠美怎麼看，無論是配色、調味、營養，幾乎難以挑剔，於是她問：「是哪裡不合你胃口嗎？」

「這不是合不合胃口的問題，而是開刀前跟開刀後的病人，在飲食上的需求不同，飯菜的軟硬就要跟著改變。」他把餐盤推開，拒絕進食，抱怨的話沒有停止，他說他好懷念日本，「在日本的醫院，這方面一定都做得妥妥當當的。」

顏惠美邊聽，邊代替醫院向他道歉，「我等等就去跟院方提出建議，你先別生氣，開刀之後，多少也要吃點飯才有體力。」

顏惠美的關心就像是一股溫暖清新的春風，吹散了病人日正當中的火爆怒氣，他開始有一搭沒一搭的勉強進食，一邊告訴她：「我要是這個病能好，就帶你去日本，讓你看看人家是怎麼做的。」

生前遺願，赴日參訪

只可惜，這位病人終究沒能好起來，那天之後，他的病情就像被一顆顆加上法碼的天秤，不斷的往惡化的那一端沉下。

雖然身體更痛了，但也是在這最脆弱的時刻，他感受到醫護與志工的眞心投入，於是他開口向顏惠美提出一個請求，「我想見見你們的師父，如果他來醫院了，可以讓我跟他見一面嗎？」

「我們師父很常來醫院，他來了，我一定帶他來見你。」顏惠美的承諾，過了好一陣子才兌現。

第一次證嚴法師到醫院時，見他人在睡覺，大家體恤的選擇輕聲離去，不願打擾他；第二次再來，他也正巧在休息。得知自己兩次都因爲在休息而錯過見證嚴法師的機會，他愼重的叮嚀顏惠美：「下次你們師父來的時候，就算我在睡，也一定要把我叫醒。」

於是第三次證嚴法師再來，他如願見到這位師父。

他急著想見法師一面，沒有請求，沒有抱怨，只是想傾訴住院這段期間以來，他所感受到的溫暖與關懷。他告訴法師：「我不是佛教徒，但在這裡我知道了，阿彌陀佛是你，阿彌陀佛是替我治療的陳英和醫師，阿彌陀佛是這些每天就算再忙也會來看我的志工。」

這一次的會面之後，病人知道自己來日無多，他選擇出院返家，最終在熟悉的自家走完人生的最後一程。

顏惠美以爲，自己與這位臺商的緣分會在此告一段落，沒想到就在他告別式結束後不久，她竟接到他太太打來的電話。

「我先生有一個遺願。」臺商太太語句裡有著甫失去丈夫的傷痛，以及想完成先生遺願的刻不容緩，「他請我一定要帶妳去日本一趟，看看日本是怎麼在做臨終關懷的。」

啟程赴日，取經安寧照護

顏惠美幾乎是二話不說就答應了這個請求。

「一來我認爲這對他太太而言，也會是一場療傷之旅，再來這對我們志工而言，無疑也是一個很棒的學習機會。」然而顏惠美也坦言，臺商太太僅安排參訪一所醫院，她思來想去總覺得「不划算」，「既然都要去日本參訪了，不如多去幾家醫院看看！」

於是她找上杜詩綿院長的夫人杜張瑤珍，提議：「妳會說日文，知道的又多，幫我們找幾間可以參訪的日本醫院吧！」

杜張瑤珍一聽，不僅加緊腳步尋找並聯繫有在做安寧關懷的日本醫院，更大方應允一同前往，負責擔任翻譯工作。就這樣，包含顏惠美、臺商太太、張瑤珍以及其他四位醫療志工，一行七人很快就敲定行程、訂好機票，前往日本大阪、東京、北海道等多家醫院拜訪與參觀，學習如何照顧臨終患者，當時是一九九〇年。

這一趟的日本行，他們在不同的醫院，看見不一樣的風景，每一幅景象都在他們心中灑下豐厚的養分。

其中一間醫院讓她們參觀廚房，一走入乾淨明亮的廚房，顏惠美很快就注意到這間醫院與慈濟醫院在餐飲上的不同。掀開製作好的餐盒，不僅配菜顏色豐富，還特別擺盤，光是視覺上就是一大享受，廚房的工作人員也告訴她們，擔心送餐時間冗長，送到病人房間時餐點已經冷掉，因此醫院還特製保溫餐盒，保證病人每一口吃下的飯菜，都是溫熱的。

顏惠美滿心讚歎，也才終於體悟到那位臺商所言，在日本醫院裡的諸多細節，皆是以體恤爲出發。

到了另一間醫院，她們則是獲准參訪照顧臨終病人的專責病房。

「妳們別看他們現在看似悠閒的在看報紙、散步，或許明天就走了也不一定。」護理師在導覽的過程中細心解釋，在這個專責病房區裡，無論是在身體、心靈上的照顧，都有別於其他病房，「一切以舒適爲出發。」

她們看見許多病人，有人在看報紙，有人帶起耳機欣賞音樂，每個人做的事或許不一樣，但相同的是他們的臉上沒有痛苦，也沒有人因爲病痛而難受的在病床上翻滾。

這讓慈濟志工不禁在腦海裡展開美好的想像——如果慈濟醫院也能有這樣的專責病房，那麼是不是就不會再有因爲病痛而難受的在床上打滾的患者，是不是也不會再有滿臉不捨卻又愛莫能助的家屬……

專責醫院，臨終病人的天堂

旅途的終點站，志工來到北海道參訪一所專為臨終病人服務的安寧病院，在這裡她們看見更周全多元的服務，不僅有下午茶時光，還有牧師布道，行走其中，空氣中瀰漫的情緒，絲毫沒有痛苦、難受，只有平靜與安定。

「如果他們病痛發作了該怎麼辦？」

面對志工的提問，院方大方解答，「只要痛，我們就立即給予止痛，有注射劑，也有貼片式的，無論如何，只要能讓他們不痛，各種方法我們都會嘗試提供。」

給予止痛，慈濟醫院不是沒有，但很多病痛卻捱不到規定的四個小時。對於志工的反應，院方臉上露出可以理解的微笑，「確實在許多國家仍受限於法規，但我們認為，他們既然已經來日無多，何不讓他們輕鬆的度過最後的人生呢？」

志工抓緊時間不停細問，讓接待她們的院長不禁好奇她們究竟是什麼身分？

得知她們是毫無醫護背景的醫療志工後，院長慎重的邀請她們到院長室喝茶。不停的讚歎：「我很佩服妳們，妳們是志工，卻如此用心學習該如何才能讓病人身心舒適，我眞希望，我們醫院也能找到一群像妳們一樣熱心的志工。」

「一定會的，只要你們有需求，一定會有志工主動前來。」這句話是祝福，也是期待，回想起當時坐在院長室開口說出這句話時，顏惠美坦言，有一句話她放在心裡沒有說出口，因爲那是說給自己聽的話，「我希望慈濟醫院哪一天也能像這裡一樣，能夠有專責的病房來照顧臨終病人。」

第九章　願以病障取代事障

證嚴法師的身體一向不好，尤其心絞痛總是無預警的凶猛襲來，弟子無不為他擔憂。眼看建院之事困難重重，許多人擔心法師身體會支撐不住。一九八二年國泰醫院副院長王欲明乘著法師北上行腳之際，安排他讓心臟病專家、國泰醫院院長陳炯明檢查，陳炯明一看，不禁憂心的說：「法師恐怕有中風的前兆，這種狀況之下，我建議應該馬上住院。」

然而花蓮的發放迫在眉睫，法師在權衡之下，決定先返回花蓮。面對王欲明的擔憂，他表示人生無法十全十美，生、老、病、死無可避免，「病障不可怕，事障才可怕。因為病障是影響個人，但事障卻障礙整體，我雖然身病不斷，但卻病得心安；反之事障則令我煩惱。如果可以，我寧願用病障取代事障，期待慈濟建院工作能早日完成。」

從日本回來之後，志工開始將所學應用在醫院的服務之中。

「當時我們看到牧師布道時，大家臉上那種寧靜的神情，眞正感受到宗教的力量在這樣的時刻原來可以發揮安定人心的效果。」思考在志工的腦中來回拋擲，最終由想法多元的顏惠美提出具體建議：「我們每個樓層都有佛堂，不如每個禮拜擇定一天的某個時段，邀請病人們到佛堂來，我們來講故事給他們聽，或是請他們分享自己的人生故事。」

她的提議，第一時間就獲得大家的認同，就這樣，志工紛紛到病房中展開邀約。每週，還有體力能來到佛堂的患者就聚集在一起，他們一起祈禱，也一同歌唱，其中有幾位也以自己的生命故事作爲勸誡。

在顏惠美的印象中，有一個病人曾在好幾個週間隨著他們跑遍各個樓層的佛堂，分享自己人生中的對與錯。

罹癌患者，悲痛尋親

即使已經過去幾十年了，顏惠美每一回在經過那個設有電話亭的轉角時，腦海就會響起那個病人的悲鳴聲，那是充斥著後悔、無助以及絕望的呼喊。

「那是我結識他的起點。」結識，話語用得精巧優美，但實際上，顏惠美與這位病人相遇的場面卻相當混亂的，「我經過那裡，聽到一個男人又哭又喊，於是我就走過去想看看究竟是發生什麼事情。」

第一時間，泣訴的言語模糊得難以分辨，顏惠美只好溫柔的拍拍他的背，請他冷靜下來，再慢慢的將經過敘述一二。

「我要找我兒子，可是我卻找不到他……」好一會兒，他才將啜泣的頻率降到最低，緩緩的將每一句話用力的說個清晰。

他開始說起自己年輕時的放蕩與荒唐，眼神飄向遠方，彷彿不是在對顏惠美說話，而是在對自己不堪回首的人生懺悔。

年輕時，他在道上是人人喊得出名字的大哥大，義氣擺在心中最重要的一個方位，家庭之於他並不那麼重要，「後來爲了兄弟，我拋棄了太太跟兒子，到現在已經有好些年沒見過他們了。」

雖然太太的模樣還勉強能記得，但兒子的模樣想必早已經擺脫那個襁褓中的模樣了吧？悔恨在他心中蔓延，一絲一絲的沿著血管爬上了臉。他苦悶的說，即使要想像，他也很難構思現在兒子究竟是長成什麼模樣，他甚至也已經忘記，剛出生的他究竟是像那個被他辜負的女人，還是像他自己。

一雙粗糙的手摀住嘴，他很怕這個動作若是做得太慢，哭泣的聲音會破碎的傳出來。

他繼續說，曾經也想過要回家，但卻怎麼也鼓不起勇氣。他萬萬沒想到的是，最後給了他尋找家人勇氣的，竟然是醫師無情的宣判。

「醫生說我得了癌症，已經是末期了，可以活的時間，不長了……」這時候，他才終於抬起眼看向顏惠美，那是一雙空洞的眼神，硬是要從裡面找出些什麼來，也只有碎了滿地的情緒，「我唯一可以聯絡到的家人就是我哥哥，我請他幫我找兒子，但他說他不知道。」

眼淚從他的眼角滑落，這些帶點鹹味的水分再一次模糊了他即將要說出口的話，「我想見我兒子一面，告訴他，未來絕對不要像我一樣，要好好的過日子，不要像我一樣荒唐。」

過程中，顏惠美只是安靜的聆聽，沒有太多的問句，直到此時，她才確認自己能幫的忙是抽絲剝繭，努力找出最有可能尋找到孩子的方法。

「你知道你兒子可能住在哪裡嗎？」顏惠美問。

「我不知道。」

這個回答並不讓她意外，但她沒有因此氣餒，「那孩子還跟著媽媽在一起嗎？」

「沒有，聽說後來是外公撫養。」

總算有一絲線索了，於是他又追問：「你還記得你岳父住在哪裡嗎？」

就在這樣一問一答中，最後顏惠美總計獲得三個有用的資訊，一個是縣市地名，一個是他的岳父名字，最後一個則是他兒子的名字。

「把眼淚擦乾，你先回你的病房，等我的消息就是了。」拍拍他的肩，這一回她加強力道，希望能透過掌心傳遞給他一股強而有力的振作力量。

把他送回病房之後，顏惠美回到辦公室，查了宜蘭縣警察局的電話，幾乎沒有遲疑，馬上就拿起桌上的電話撥了過去。她向接起電話的警察表明身分與來意，把她所知的資訊全告訴對方。

她以為得花更多時間、打更多通電話，但沒想到警察馬上就幫她找到人了！循著警察給的家用電話，顏惠美趕緊又撥了過去，但這一回，她面對的不再是友善與熱情，而是預料之中的破口大罵，只是對方罵的不是他，而是他的孩子。

「你要找的這個人我已經不認他作孫子了！這個不成材的傢伙！」老人的聲線早已經被經年累月的時光給磨得扁平，但說起話來依舊鏗鏘有力，他罵著孫子的不成材，罵著自己含辛茹苦將他拉拔長大卻得不到回報，「他跟他爸爸一個樣，現在被抓去關了，你就算來我這裡也找不到人！」

被抓去關了。抓緊這句關鍵字，顏惠美打斷老人的話，問：「老人家，那你知道他現在是被關在哪裡嗎？」

「宜蘭監獄。」老人氣呼呼的又罵了幾句，但顏惠美卻反而一聲接著一聲向他道謝。無論如何，她都沒想過能在半天的時間之內，就能在天下之大中找到一位陌生人。

入獄尋兒，父子相聚

由於慈濟的慈善腳步也曾深入獄所，因此顏惠美對監獄並不陌生，多年來也與獄所管理人員建立起情誼，當她打電話到宜蘭監獄，希望能讓這對父子見上一面時，過往所建立的信任讓她很順利就取得同意，也約定好時間。

約定的那一天，顏惠美買了便當、訂妥了車票，帶著病人一路北上，在醫院裡常囔著食慾不振的他，那天在車上又急又快的把便當吃完，收妥便當盒後，便拿起隨身的小包裹離席。

看著他一聲不坑就離去的背影，顏惠美不禁想：「該不會是近鄉情怯，要逃跑？」於是她趕緊跟上前去，攔下他問：「你這是要去哪裡？」

男人回頭一見到她，臉上露出些許的意外，隨後羞怯的低下頭來，用粗糙的手掌摸摸下巴與髮鬢。

「我要去刮鬍子。再壞的爸爸……」他的聲音有些低落，但顏惠美聽得出，他也正在說服自己必須堅強，因爲這一面過後，他可能就得接受死神的召喚，「再壞的爸爸，也得將最好的一面給兒子看，不是嗎？」

到了監獄後，負責接待的祕書長走上前來，一臉和善，告訴他：「先生，現在要帶你兒子出來會面，還有些關關卡卡的程序要走，趁著這些空檔，你是否願意跟我們的收容人講幾句鼓勵的話呢？」

於是，他先被帶到男監，面對這群人，他彷彿見到過往的自己，於是他發自內心的勸誡他們：「各位兄弟，全臺灣各地的監獄我都去透了，結果我今天落得什麼樣的下場？」

他看向顏惠美，心懷感激的對她點頭致意，接著又說：「今天要不是有慈濟志工，怕是我到死都見不上我兒子這一面，我也將會死不瞑目。奉勸大家，出去之後，這條路千萬別再走了。」

走下臺後，他又跟著祕書長走往女監，路上，他停下來，吞了一顆止痛藥。癌症並沒有放過這位想改過的父親，時時提醒著他時日無多，他深呼吸一口氣，在內心告訴自己，剩餘的人生，他要好好的過，哪怕只有一天、一小時、一分鐘。

走到了女監，他要說的話與剛才沒有太多不同，但他選擇用更柔軟的語句呈現，「你們千萬別再進來了，回家去吧，把孩子照顧好，別像我，不負責任一輩子，等到要死了才來找我兒子……」

一句句的勸誡，眞心誠意，也在獄所內引發陣陣共鳴，有人低下頭思索，有人掩面哭泣，但他沒有太多時間一一與獄友深談。就在他走下臺不久後，祕書長走了過來，輕聲的告訴他：「我們帶你兒子出來了，你可以過去見他了。」

第十章　但願眾生得離苦

建院計畫展開之後，原本面對太多人，雙手拿起麥克風就會微微發抖的證嚴法師，步步克服，他深知，唯有不停的說，才能獲得更多的護持。

他說自己甘願做一隻穿了鼻環的牛，拖車向前爬。他也勉勵弟子要學習佛陀無所求為眾生付出的心，「佛陀是為度眾生而修行，不是為自己成佛而修行；所做一切，不是為了自我解脫，而是為了讓眾生得安樂。這分但願眾生得離苦，不為自己求安樂的心，是完全的付出，也是修行的目標。」

父子相見的場面沒有想像中的動容，男人一見兒子，剛才上臺勸誡大家的勇氣頓時消散無蹤，他的淚水就像夏季午後的大雨，來得又急又快，反觀他的兒子，卻是一臉漠然，靜默嚴肅的模樣，足以讓水蒸氣凝結成珠。

「你爸爸今天特地要來見你一面……」

試圖破冰的顏惠美話都還沒說完，大男孩突然張開了口，沒有一絲溫潤的，只有轟得一聲雷，「什麼爸爸！我從出生到現在，他跟我見面的時間不超過三十六個鐘頭。我沒有爸爸！」

大男孩氣憤難耐的模樣，引起了獄所人員的注意，待命人員隨時準備上前將他壓制，他也看見了，但他不爲所動，持續憤怒的說：「你們快回去！來這裡到底要做什麼？」

隨著男孩一聲接著一聲的怒吼，男人一句又一句的抱歉，但男孩假裝沒聽到，氣呼呼的把自己要說的話說完。那時祕書長爲了安撫男孩的情緒，於是把他帶到房間一角，他索性就蹲下來背對所有人，以他現在的身分、現在所處的空間，這是他唯一能做到的叛逆。

男人不敢上前，也已經泣不成聲。顏惠美知道，這個任務最艱難的一刻就在此時。於是她走了過去，蹲在男孩的身邊，她很慶幸男孩沒有將她一把推開。

祕書長先開口說：「證嚴法師曾說過三句話——普天之下沒有我不愛的人；普天之下沒有我不原諒的人；普天之下沒有我不信任的人。」

顏惠美順著祕書長的話，接著說：「請你就相信你爸爸一次吧！他現在眞心誠意想來跟你懺悔，請你就愛他這麼一次吧！父子血脈是切不斷的，他始終都是你的爸爸。」

終究是父子連心，從小到大最渴求卻又不可得的父愛，如今就在觸手可及之處，顏惠美的請託就像是一座高低合適的臺階，男孩突然拔身而起，他轉過頭並走到了男人的面前。

獄所人員的眼神充滿警戒，顏惠美則繃緊神經，但他們想像中的事情沒有發生，意外的是，大男孩張開手臂緊緊擁抱住父親，陪著他一起痛聲大哭。

如果眼前所見能繪製成畫，顏惠美相信，這是她這一輩子看見最美麗的畫作之一。兩個大男人抱著、哭著，過了好一段時間之後，還是父親先止住情緒。他抱著兒子，不斷的向他道歉，同時也輕聲的告訴他，自己都做好了安排：「我已經交代二伯，你出獄之後，就去他那裡學怎麼修理皮鞋，無論如何，要有一技之長。」

他看不見兒子的臉，但依稀能感受到肩膀傳來孩子點點頭的力道，於是他又說：「這條路不要再走了，我糊塗一世，如今落得如此下場。今天拖著老命來到這裡，想跟你懺悔，也是想告訴你千萬別跟我一樣。」

肩膀上，同樣傳來點頭的力道，這一次，幅度更大、更用力。男人輕聲嘆息，露出了這一天第一個安然的笑容。

生命的盡頭，最後的請託

回到醫院之後，他的病況時好時壞，好的時候，每到下午的佛堂分享時間，就跟著志工上臺，向大家分享他人生中曾有過的荒唐與犯下的錯誤，一句句裡都是懺悔，也是勸誡。

後來他的病情開始急轉直下，志工在佛堂再也看不到他高大的身影，聽不見他那略帶著江湖味的豪爽聲音。他躺在病床上，任由癌細胞一點一滴帶走他的生命與氣力。

「師姊，我好想吃鹹粥，你們可以煮一碗給我吃嗎？」他揚起一個虛弱的笑容，淘氣的笑著：「若能吃到你們煮的鹹粥，我死也甘願。」

「好，我們這就去煮。」至今，顏惠美都還記得，那一碗鹹粥是出自於臺中志工林玉雲之手，她是一位孕育著五個小孩的賢妻良母，那碗鹹粥不僅色、香、味俱全，還多添了些名爲母愛的味道。

當時的志工心裡都有數，他的日子恐怕不多了。

她們端鹹粥去，看著男人吃完後露出滿足的笑容，在他將湯勺擱在空碗裡後，才又提出了一個請求——希望志工能替他拍幾張照片。

掀起上衣，轉過身來，他讓志工看看他滿是花紋的背，操著一口流利的臺語，解釋說：「背後這個，是龍。龍背，一如我這一生，因爲走錯路而如此的狼狽。」

狼狽與龍背的臺語發音一致。那曾經讓他引以爲傲的龍，在生命即將走到盡頭時，他才忽然頓悟，自己不過也只是來虛度一生的落魄人罷了。

確認志工將照片穩妥的拍下，他才將上衣放下，吃力的交代他的請託：「以後你們也要把我的故事繼續說給別人聽，勸誡世人別走歹路，別像我這樣的狼狽。」

志工點點頭，勸慰著他，人生至此，能浪子回頭，都是好結局。但他的心願卻還沒說完，「聽說你們醫院有大體捐贈，我這樣的人可以捐嗎？」

「當然可以，只是你自己同意還不夠，還得要家人簽署才行。」就在顏惠美這樣回答他時，男人輕輕的笑了，即使只是一個微乎其微的笑容，幾乎都要費盡他全身的力氣，但他仍強撐起病體，問顏惠美：「你可以再幫我跑一趟宜蘭嗎？」

此時無聲勝有聲，顏惠美知道，他希望她能再去宜蘭監獄一趟，而她也相信，他的兒子會完成父親最終所託。

重獲新生，走向美麗的未來

隨著意願書送到回顏惠美手上的，還有著一封感謝函，那是男孩親筆所寫，字句很簡短，但心意卻很飽滿。信上是這麼寫著的：「感謝你們，讓我爸爸能受到這麼好的照顧。我現在在裡面幫人家洗衣服，賺一點零用錢，出去之後我一定會好好的過日子。」

日子不會爲任何人而停留，一天，傳來他病逝的消息；又一天，慈濟大學通知他的大體即將啟用，供慈濟大學醫學系學生作爲解剖學之用。醫療志工接到通知之後，特地騰出時間，代表家屬參加啟用典禮。

一天接著一天過，幾年的時間轉眼間就過去了。佛堂裡的分享，時常會出現這位病人的身影，他的龍背，他的狼狽一生。

這一天當佛堂的活動告一段落，顏惠美返回社服室後，一名打扮清爽的年輕男子笑著朝向她走來，問：「是顏師姊嗎？你還記得我嗎？」

顏惠美望著對方一會兒，心裡的猜測輾轉千回，卻始終沒有肯定的答案，眼前的面容明明就很熟悉，但她實在想不起來是在哪裡見過。

年輕男子於是自我介紹，他說他是宜蘭監獄的那個大男孩，已經出獄一段時間了，

「我今天到大捨堂來祭拜我爸爸，同時也來看看你。我聽了我爸爸的話，好好的過日子，現在也娶妻生子，有自己的小家庭了。」

看著他，顏惠美幾乎很難將他與當時在監獄裡那落魄又憤怒的男孩聯想在一塊，她激動得說不出話來，只能傻愣愣的問著：「老婆是在做什麼的？有幾個孩子了？」

「老婆是護理師；兩個孩子，一男一女。」男子留了地址給她，告訴他自己現在就住在宜蘭，「哪天你有空過來，我帶我老婆跟您見見面。」

「老婆知道你的過往嗎？」顏惠美心思細膩，他得先知道，見到他老婆時，有些過往回憶她該不該任意提起。

「知道，全都知道，包含我爸爸的事。」

不久，顏惠美到宜蘭教課，課後與男子相約，並和他一起到他太太服務的醫院，此時才終於見到他的太太。顏惠美知道，這個綿延多年的故事在此將會有一個圓滿的結局，從那一聲悲鳴開始，到現在的這一刻，終於，她能把這個故事寫成快樂的結局。

她走上前去，輕輕的牽起男子太太的手，望著對方一臉笑容，也回以笑容，「看到你這麼幸福的笑著，我就知道這個孩子一定有把這個家庭照顧得很好。我也要代表他的爸爸謝謝妳，謝謝妳把這個家照顧得這麼好。」

「是我要謝謝你們志工。」顏惠美的手掌心被緊緊反握，男子的太太說：「謝謝你們把我先生導回正途。」

回程的火車上，這幾句話、這幾幕，不斷的在顏惠美的腦中上演一回又一回，身爲一名醫療志工，縱使看見苦與悲不斷在面前上演，但當嶄新的一天來臨時，陽光會曬得這一切的悲痛漸漸褪色，取而代之的，將是幸福。

第十一章　熱心與恆心

建院的辛苦與辛勞沉沉的壓在法師身上，弟子不捨，也有不少人如陳燦暉教授那般直言，力勸法師三思，就怕他會承受不住而倒下。然法師對於建院的想法始終堅持，更曾言，如果自己還有三十年的壽命，願縮短為五年來完成建院大業，讓醫院代替他長久發揮救人的量能。

他時常告訴弟子，人生最重要的不是性命，而是慧命，「法身需要福德智慧來照顧，慈濟醫院建起來之後，大家的愛心就可以永留人間、慧命無限。我也期待人人能繼續發揮熱心與恆心，朝目標前進。」

「將來我的人生要走向結尾的時候，我希望走了就走了，不要忍受痛苦的拖磨。」

老父親說這句話時，他身體安康，無病無痛，只是人間事看多了，難免心有所感，不說不痛快。

但他沒想到的事，他說了痛快，聽者的心卻像是條被硬生生擰乾的毛巾，乾燥粗糙得足以刮出斑斑血痕。

「這可是修行人才有的本事！」顏惠美看了一眼父親，對這個臨終大事的交代有些怏怏不樂，畢竟在華人的傳統習俗中，死亡一向被視爲禁忌話題，她雖然不信將話說出口就會招致厄運，但光是想像生死別離的畫面，陣陣湧現的酸楚彷彿正在將她堅強的心緩緩溶解。

她想停止這個話題，於是別過頭，決定不再與父親相視對話，「哪有這麼簡單，說走就走。」

但父親卻不願意就此打住話題，畢竟人生到了最後，百般由不得自己，他仍然得繼續說下去，這些交代一定要說給女兒聽，那麼當那一刻來臨時，他才有機會圓滿人生最後一願，「我不管，我就是要這樣。」

摯親摯愛，成為第一個服務對象

父親身體一向強壯，他們都以爲離別的那一天會經過數千數萬個日子才會到來。但上天卻沒有讓他們如願，突如其來的中風，讓這個身子一向沒什麼大病大痛的男人硬生生的倒下，醫生告訴他們，「他中風的地方，是在腦幹。」

腦幹，掌管著心跳、血壓與呼吸，長年在醫院服務的顏惠美多少都知道，若硬是要救，成功的機率想必也不高，但受折磨的日子肯定漫長。

突如其來的中風就像夏日午後的雷，轟得一聲，讓所有人心裡都下起了傾盆大雨。「能救嗎？」問著醫生的同時，她的心翻轉奔騰，就怕聽到不想聽的訊息，但在這翻騰的情緒核心，卻意外的有著平靜，在內心深處，父親曾告訴過她的話正如北極星般閃爍著光芒，指引著心亂如麻的她，如果醫生說出衆人最不願聽到的訊息時，接下來該如何做，已經有了明確方向，於是她搶先一步告訴醫生：「如果不能救，就讓他順其自然的慢慢離去吧！」

她很慶幸，自己的手足與家人沒有提出任何異議。最後，醫療團隊在確定家屬都同意之後，放棄後續一切搶救行爲。

「七天之後，我爸爸就走了。」當時那不搶救的決定，顏惠美至今無悔，因爲那是父親的心與願，也是她剛從日本習得安寧照護的體悟，「看過太多無意義的搶救，反而造成更多的折磨跟痛苦，我既然看了那麼多，怎麼還能忍心讓爸爸受苦呢？」

父親永遠的閉上眼了，在慈濟志工的助念後，由慈誠師兄與家人親自爲父親的大體進行最後的沐浴清洗。她仔細的擦洗，與這些她曾如此熟悉的肌膚紋理做最後的道別，最後在擦拭到父親的臉龐時，她不禁倒抽一口氣。

父親正在笑，露出牙齒笑了開來。

「是眞的喔！他的嘴巴本來是閉著的，可是那時候，整個笑開來。」與父親道別的那一刻，理應悲傷，但顏惠美說來卻滿心歡喜，「可見他很滿意，滿意我們沒有做出搶救的決定，讓他這樣安然的走，如他所願。」

去日本學習安寧療護時，顏惠美萬萬也沒想到，學得這一身的本事回來，第一個服務的對象就是自己的父親。話說來感慨，卻也感恩，父親的經驗，更讓剛從日本回臺的她，以家屬的身分體悟到安寧療護是正確的一條路，也感謝著醫療志工團隊毅然決然前往日本學習，因爲那是明智的決定。

走入病房，為臨終病人圓夢

從日本回國之後，又經歷父親的離去，顏惠美與隨行志工開始積極的將所學奉獻給病人。醫療上的止痛與舒緩他們無能爲力，但是身爲志工，他們能爲病人做的，還有很多。

慈濟醫院的病房區比起以前更熱鬧了，他們爲八十大壽的患者舉辦慶生會，親手煮了一百二十顆的紅蛋分送其他房的病人；他們也在病房裡爲癌末患者舉辦一場別開生面的婚禮，不僅早早就備妥了鳳仙裝，甚至還請來證嚴法師親自祝賀。

但癌症就像一頭匍匐的野獸，什麼時要甦醒沒有人知道，他們萬萬也沒想過，這頭野獸竟然會選擇在婚禮舉辦當天醒來。

儀式前一刻，患者的血氧忽然降了下來，醫護團隊趕緊爲她裝上氧氣機，而志工則是在一旁不斷鼓勵：「我們要辦婚禮了，這是妳期待已久的日子，妳一定要堅強。」言語所帶來的激勵與勇氣就像一道暖流，緩緩的爲病人注入生命泉源，最後在大家的協助之下，順利的圓滿她這一生最期待的儀式。

在慈濟醫院尚未成立專責安寧病房的那些年，志工服務過的臨終患者不計其數，病房圓夢計畫猶如滿天星辰，一個接著一個閃爍著愉悅的光芒。

父子情深，相伴到最後

慈濟醫院於一九九六年八月成立東臺灣第一個專門照顧晚期病患的安寧療護病房，證嚴法師爲此專責病房命名爲「心蓮病房」，期待在此面對疾病與生命威脅的患者，心都能如蓮花般的開放。

心蓮病房成立之後，臨終病人的身體有了更爲舒適的服務，但醫療志工沒有因此而離開，因爲他們知道，身體雖然寬暢了，但心理與心靈的妥善，藥物絕非解方。

在心蓮病房裡，志工陪伴著臨終病人，也陪伴他們的家庭，各種能讓病人開心的小巧思，不僅在醫院發生，圓夢現場也常常在山海大地之間。好幾回，在七星潭的海風之中，他們看見了一家共遊的最終回，雖然即將道別，但美好的回憶會隨著風、隨著沙，隨著海浪聲永遠的留在生者心中。

志工在安寧病房的角色，像心理師，是康樂隊，也是家人般的存在。

曾有位時日無多的口腔癌患者在心蓮病房裡總是悶悶不樂，志工深知，他心裡有罣礙，於是主動前往關心，這才知道，他的兒子即將要去服兵役，他很擔心，在生命的最後，兒子無法陪伴左右。

「過幾天，他就要去當兵了。」身爲單親家庭，兒子自小與他相依，這一別離恐怕就是永別，但最讓他痛心的還不僅如此，「我這身體恐怕是不能送他到車站報到了，他得一個人去……」

看見床上的父親滿臉的捨不得，一旁的兒子也顯得無助，沉重的氣氛壓得所有人的嘴角都無法自在上揚。顏惠美深知，此刻正是志工能夠提供幫助的時候了，於是她開口承諾：「別擔心，報到那一天，我們志工陪著他一起去！」

這句話劃破了現場的沉悶，稍微帶入了一絲的氧氣，父子倆的臉上也才終於有了些許笑容。

那一天，顏惠美與孩子相約在醫院，她陪著孩子一起到火車站，在這個時候，她幾乎就把自己當成孩子的母親，撫著他的手臂，殷殷叮嚀：「去當兵要自己保重，至於爸爸，你不要擔心，我們醫院的志工都會陪著他。」

大男孩聽著，連日來硬逼著自己忍住的眼淚開始滑落，在那集結不安與興奮的集合現場，他的啜泣聲很快就引起了現場輔導員的注意，關心的上前詢問：「發生什麼事情了嗎？」

大男孩的淚水與啜泣噎得他說不出話來，於是由顏惠美代答。

「是這樣子的，他爸爸現在就住在我們醫院的心蓮病房，是口腔癌末期。」顏惠美如實坦白的說著：「他爸爸的病況不是很好，他是家裡唯一的男孩，孩子這一去，不知道還可不可以……」

沒說完的話，大家在各自心中都能接上。

輔導員看了孩子一眼，再望向顏惠美，短短幾秒鐘的凝視，他做出了影響這個男孩一生的寬厚決定，「我幫你辦延召，你現在趕快回醫院吧！好好的陪你爸爸。」

孩子愣在原地不知所措，眼淚還掛在臉上，反倒是顏惠美很快就回過神來，拉著孩子不斷向輔導員道謝，拎起行李，回過頭搭上剛剛那輛載他們過來的交通車。

輔導員的體恤，讓男孩與他的父親共度一段彌足珍貴的時光，日子雖然不長，但病房裡每天的所散發出來的氣息盡是歡愉自在。父親狀況好的時候，他們會聊天、彈琴，狀況不好的時候，病房裡也唯有呼吸與平靜，厚重的烏雲已不再飄來。

直到一個月後，死亡才打破了這一切的平靜循環。失去父親的傷痛雖然無可避免的重重將孩子擊倒在地，但他擦乾眼淚重起振作的速度也不慢，離開前，他向志工慎重道謝。

「謝謝你們，讓我還有這麼一段時間可以陪我爸爸，並親自送他離開。」他望向顏惠美，投以萬分感激的眼神，說著身為兒子的義務已經暫告一段落了，接下來他得盡社會責任，「師姑，你放心，後事都辦完之後，我就會去兵營報到，我絕對不會逃兵。」

隨著他轉身離去，勇敢的展開沒有父親的人生，志工的步伐卻一如以往的邁向病房，他們知道，這段故事的美好結束，是另一段故事的即將展開，在醫院裡，他們要陪伴的人生還有好多、好多。

第十二章　用愛與關懷解除其苦

醫院的興建工程已經進入尾聲，內部的裝修也正如火如荼的展開，包含大廳左側那幅用小馬賽克磚所拼貼而成的「佛陀問病圖」。

一天，陳英和醫師看著那幅圖，有感而發的告訴法師，畫中的佛陀撫摸病人膝蓋的姿勢，正是骨科醫師看診的姿態，於是他笑著說：「想必佛陀也是一名骨科醫師吧！」

法師同意陳英和的說法，但他認為，佛陀所醫治的範圍，已經超過身體的局限，「佛陀透徹宇宙萬理，且能療治眾生一切身、心之病，是人間的大醫王；我也期待慈濟的每一位醫護都能對病人展現愛與關懷，解除其苦。」

「有一個病人，都不理人的。」在社服室裡，每天都有聽不完的故事。這一天，一位志工分享的，不是歡笑，也並非憂愁，而是連日來難以突破的困境，「不管我們跟他說什麼，他就是不理人。」

人與人之間的緣分難以強求，但志工卻對這位病人感到憂心忡忡，因爲只要看見他的神情，任何人都知道他需要協助，而那個協助，不是醫療可以解決的，他的悶悶不樂，需要心與心的交流，然而他卻選擇築了一道堅不可摧的銅牆鐵壁。

顏惠美聽著，把這個訊息放進心裡。她記下病人的名字、入住的病房，也在一次路過時，在腦海中留下他的面容，他有著一雙像極了原住民族的深邃雙眼，黝黑的臉龐稜角分明，志工告訴她，病人似乎是位長老，但訊息也是聽來的，並不是很確定。

隔天，顏惠美帶著志工走入他的病房。

「我們最近學了一首新歌，可以邊唱歌邊跳舞，這就表演給大家看好不好？」顏惠美的熱情，瞬間感染了病房裡的所有人，人人高聲說好，臉上全是期待，唯有病人仍沉著一張臉，他就像水中的一滴油，無論如何都融不進周遭的氛圍裡。

顏惠美不以爲意，她開始唱起了名爲《那魯灣》的歌曲，邊唱邊捲動雙手，這首輕快的曲子，一如她所想得很快就帶動起病房氣氛，現場一片歡樂。

當然，除了病人之外。

他依舊沉著一張臉，漸漸得眉頭逐漸向中間靠攏，似乎對於現場人人叫好的舞蹈頗有微詞。終於，他忍不住了，一開口便是指責：「眞是氣死我了，妳這舞是怎麼跳得？完全錯誤！」

莫名被訓了一頓的顏惠美不僅沒有一絲不悅，反而因爲男人主動開口與她對話而感到無比的歡喜，於是她說：「我也是現學現賣，看來你會跳這首歌，不如你就來教我們吧！」

男人嘆了口氣，但讓現場醫療志工都鬆一口氣的是，他不但沒有拒絕，甚至還起身來，一步驟、一步驟的教學。

「這代表把好的東西帶進來。」他邊說著，邊將雙手向內捲，接著再朝另一個方向向外捲，「接下來這樣，代表把壞的東西給丟掉。」

「你剛剛完全跳錯了，變成是把壞的東西帶進來，好的東西丟出去。」他看著剛剛領舞的顏惠美，眼裡都是譴責，確定顏惠美學會之後，才又默默的躺回床上，將雙手交疊在胸前，像極了一位嚴格的舞蹈老師，自始至終都在一旁擰著眉頭確認大家有沒有將這首神聖的舞蹈給跳錯。

活動結束後，顏惠美走過去，試圖向他搭話。

「我見你臉上都沒有笑容，你剛剛不是還教大家，要把壞的丟出去，好的拿進來嗎？」她拍拍他的寬厚的肩，希望手上的力道能給他帶來一陣鼓舞，「找一天你有空的時間，可以跟我聊聊嗎？」

她其實有點擔心他會拒絕，但出乎意料之外的，他卻在思考半晌之後，微微的點點頭，同意顏惠美日後的拜訪。

一切歌頌讚美，溫暖彼此的心

「我的太太，因為我生病而選擇離開，我的孩子還那麼小……」躺在病床上的病人，臉上沒有一絲光彩，癌症為他帶來苦痛，也為他的生活刻來一道又一道血淋淋的傷痕，「我很孤獨，妳叫我要怎麼快樂得起來？」

「如果我知道我現在得了癌症，那就意味著我多活一天就贏了一天。」家庭的不圓滿已成事實，顏惠美選擇從疾病談起，「既然你贏了這一天，就更要笑才是，因為你在與可怕的癌症奮鬥中，多贏了這一天呢！」

顏惠美的反向思考，讓病人的嘴角不禁勾起微微一笑，臉上露出的笑容有點苦，也有點甜，一次又一次的說著顏惠美的邏輯思考跟一般人很不一樣。

「我們在佛堂那裡，定期都會舉辦聚會，我們一起會祈禱。」顏惠美告訴他，在人生頓失方向之際，宗教的力量可以平撫傷痕。知道對方信仰耶穌，更是一位長老，於是她興致勃勃的說，一定要唱首歌送給他。

得到同意之後，顏惠美開始唱起《一切歌頌讚美》：「一切歌頌讚美，全歸我主我的神，你是配得歌頌與讚美，我們高聲呼喊，高舉耶穌聖名，哈利路亞！讚美主，哈利路亞，喔！讚美主，哈利路亞，哈利路亞，喔！」

當顏惠美開口唱起第一句歌詞時，病人黯淡的雙眼開始閃爍，直到第二句、第三句之後，他開始跟著輕輕哼唱，身體不自覺的擺動，任由自己被回憶拉回那個身體安康、家庭美滿的歲月，當時在禮拜堂裡他也會帶著大家唱這首歌。

那個永遠也回不去的時光是如此的燦爛，難能可貴的平靜俯拾卽是，他好懷念那往日的平凡與美好。

直到曲終，激動的心情遲遲無法平復，爲了轉移情緒，於是男人抬頭問顏惠美：「你是佛教徒，怎麼會唱這首歌？」

「我當然要學。」顏惠美說，在醫院裡滿布著悲傷苦痛，在醫師團隊都束手無策的時候，志工能做的，唯有向天祈求，「我祈求哈利路亞、祈求耶穌，祈求他們能給你們力量，讓你們的身體可以輕鬆一點，也給你們生活的力量。」

這番眞誠的話語，贏得病人發自內心的眞誠笑容。兩人的友誼也在此刻萌芽。

居家探視，友誼升溫

過不了幾天，男人喜孜孜的告訴顏惠美，醫生說以他目前的狀況，可以選擇回家休養。

顏惠美很替他高興，許多人誤以爲心蓮病房是一個等死的地方，但其實安寧療護並非等同於消極的治療，在病人身心安適的情況之下，能再度回家的人也是不少。「你就安心回家吧！」她承諾他：「好好照顧自己，我們會去看你的。」

男人一聽又驚又喜，趕緊取來紙筆，寫下地址，邊解釋著說：「我不是回我家，是去我妹妹的家，我媽媽也在那裡。」

幾天之後，志工果眞依約前往探訪，他們閒話家常時，他拿來一部聖經，翻開後面的頁面，指著上頭的五線譜告訴他們：「我是基督教的長老，這本聖經後面的幾首歌，是我做的詞。」

他邊說著，像是爲了要證明自己的才華，請家人替他拿來吉他，他開始撥動琴弦，低聲吟唱。

歌聲在屋子裡盤旋，但癌細胞也在他身體內蠢蠢欲動。這次的拜訪之後不久，他還是回到了醫院，這一次再進到醫院，他的虛弱讓所有人都看得心疼。他自己也知道，離開的日子，似乎就要到來。

他不斷的告訴顏惠美：「我好像就快要不行了……」即使有虔誠的信仰，但在面臨人生的終點時，他不免還是會恐懼，害怕在最後那一刻他會面臨什麼樣的處境。

「你要安安心心的，至少在這裡，病痛有醫護在照顧。」顏惠美告訴他，有了醫療的協助，身體會變得輕鬆，除此之外，在醫院他也絕不孤單，「你也不要覺得徬徨、沒有依靠，我們志工都會在這裡陪伴著你。」

當死神的腳步依約前來，他的家人決定讓他回家，在家人的陪伴之下走完人生的最後一程。

臨終祝禱，告慰心靈

就在他出院兩天之後，顏惠美意外的接到病人妹妹的電話，電話中她冒昧的希望志工能趕緊來一趟，「哥哥希望你們可以來我們家替他禱告。」

「可是我們是佛教徒……」顏惠美不是不願意，但就她粗淺所知，基督教、天主教多是由牧師或神父帶領家屬一同進行，藉由讚美天主而獲得救贖的信念。

但對方態度堅定的告訴她：「沒關係，這是哥哥交代的，他希望能請你們過來。」

顏惠美與志工依約前往，一進入房間，病人端正的躺在床上，一雙緊閉的眼讓臉上的神色瞬間黯淡。在醫院看見許多的死亡前的容顏，他們知道，他的這一刻也即將到來。

顏惠美領著醫療志工走到他的身邊，輕聲呼喚著他的名字，「我們來了。」這一句話讓男人的眼瞼微微一動，幾乎要用盡全身力氣才終於緩慢的睜開雙眼，看見醫療志工一張張熟悉的臉龐，他微微一笑，好像在說：「我知道你們來了。」

「你希望我們來幫你祝禱嗎？」顏惠美問。

這一次，男人連睜開眼睛的力氣都沒有，只是點點頭。

醫療志工並不清楚正式的祝禱詞內容，但他們深信，誠心的祈求，諸神一定能夠聽見與應允，於是由顏惠美起頭，「慈悲的上帝，現在您的子民的已經要進入生命的尾端，懇請耶穌基督給他力量，讓他沒有恐懼、安心的走完人生的最後一程，讓他能到您的身邊。阿門。」

語畢，她領著志工們又唱起了那天她曾在病房唱的《一切歌頌讚美》。

歌聲反覆悠揚，接連唱了三次之後，志工團隊才緩緩的步出他的房門外，外頭滿滿都是人，由他的妹妹一一介紹，有的是親屬，有的是教友，並特別介紹牧師給他們認識。

「不好意思，祝禱的工作應該是要由您來進行。」

面對顏惠美的致歉，牧師急急的阻止她，平靜的告訴她：「他希望由你們替他禱告，就由你們來。但我想知道的是，他是否還有心願？」

顏惠美想了想，病人在醫院裡告訴她的願望多是祈求家人一切安康，另一願，則是期待能將大愛留在人間。「他曾告訴過我們，他想做大體捐贈。」

這一說，讓現場除了慈濟志工以外的眾人露出疑惑的神情，最後還是由牧師開口問：「請問什麼是大體捐贈？」

「人在離開世界上後，只剩一身的臭皮囊，這副身軀可以捐給慈濟大學醫學系，供醫學生解剖研究。」望向眾人，顏惠美以最簡潔的方式做結語，「醫學生稱他們爲大體老師，大體捐贈就是做這群未來醫師的老師。」

眾人陷入沉思，但顏惠美也不急著在此時得到任何正面的回應，大體捐贈不只是需要有當事人的願力，還得要有家人的祝福。

當回醫院的車子正在路上顛簸前行時，顏惠美就接到他妹妹的來電，告訴她「哥哥在剛剛寧靜的離開了」。

「我們家屬與牧師商量的結果，決定圓滿哥哥的心願，讓他成爲大體老師，是不是能請慈濟大學趕緊派車來接他過去？」

過往的回憶就像按個不停的快門，隨著一幕幕的影像在底片中成型，銘刻在顏惠美記憶中的色彩就愈顯分明。

她還記得這位病人當年住在心蓮病房的哪一房、哪一床，也還記得他們一起從美崙山腳下的房子裡目送他的大體上車，當時他的表情已經沒有初次見面的嚴肅，只有輕安自在。

她知道，如今他已在天國，在耶穌的身邊。

她記得的事很多，但感恩的言語卻永遠說不夠，「我也記得，這位長老是慈濟大學醫學系第一位信奉耶穌的大體老師。」

第十三章　做人所無法做的事

興建醫院對慈濟功德會而言，是一件大事也是一件難事，證嚴法師坦言，委員們都是門外漢，自己更是十足的外行人，論常識、人事以及錢財等各種條件，他自己並不適合做這件工作，然而為了救人，即使再艱苦他也要克服。

他也期勉弟子要保持奮勇之心，「要做利益眾生的志業，就必須具備菩薩的精神，不僅要忍人所不能忍，更要做人所無法做的事。」

談起大體老師的勸募，顏惠美那幾乎源源不絕的故事中，有笑也有淚。「我都告訴他們，當大體老師，是化腐朽為神奇！」她常以輕鬆有趣的方式告訴患者與家屬，「這輩子考不上醫學系沒關係，當大體老師不僅能登上醫學系的殿堂，身分還是這群醫學生的老師呢！」

病房裡談起大體捐贈時，眾人常被她逗得樂開懷，有人決定捨身，但也有不少人難以捨得，然而無論如何，志工的付出與呵護不會因為決定捐或不捐而有所改變，依舊是個沒有缺損的圓。

醫療志工對病患與家屬盡心呵護，也讓艱鉅的大體老師勸募變得不那麼困難些。「早期很多願意捐的人，人一走，家屬不是聯繫醫院，也不是聯絡學校，而是直接指名要找志工。」顏惠美笑著說，秉持著「話是自己說出口的，要負責到底」的精神，加上大體老師的勸募才剛開始，制度尚未明確，因此有一段時間，她常常不分晝夜的陪伴與接送大體。

有時候，大體由民間救護車送來，顏惠美接手急著轉身送大體到助念堂的冰櫃，救護車的司機急急忙忙的跑來向她追討車資。民間救護車的車資並不便宜，她付過最昂貴的價格，是一萬兩千元。

「那時我身上根本沒帶錢，還是一旁的護理師看了，直接把她的提款卡遞給我，要我先拿去領。」過往的情景歷歷在目，顏惠美說來沒有半絲的埋怨，反而認為這段歷程讓她的人生變得比別人更精彩。

伴大體前行，撞見浸泡防腐過程

早年各大醫學院大多以浸泡福馬林的方式爲大體老師進行防腐的工作，然而慈濟大學在創校之初，認爲浸泡的方式不僅會造成疊放的問題，課程開始之前還必須得打撈與刷洗，過程並不夠尊重大體老師，因此首開先例，決定以乾式防腐的方式進行，每一位送來的大體老師在經過清潔消毒之後，以血管灌流的方式將大約十四公升的防腐劑注射到血管內，再將大體放置於攝氏十五．六度的環境裡，等待完全滲透組織再供學生作爲解剖學課堂之用。

「但一開始，學校的乾式防腐還沒有做好，所以我們只能先安置在醫院的冰櫃。」顏惠美還記得，有段時間也曾遇過「塞車」，醫院的冰櫃不夠用，他們只好趕緊聯繫其他醫學院協助幫忙。

那是一段忙碌的日子，陪著大體老師不分日夜的東奔西跑，面對大體，她從未有過恐懼，只有滿懷著感恩，願自己的一路護送，事事樣樣都周全。

她陪著大體上車，陪著下車，陪著一路跟著進防腐室，在一點心理準備都沒有的狀況之下，撞見了浸泡式防腐的實驗室的配置，也看見大體老師漂浮其上的景象。

「那裡就像一個游泳池，裡面裝的不是水，而是福馬林，一具具大體就漂浮在福馬林上面。」回憶裡傳來的，是令她爲之驚嚇的影像，還有刺鼻到令她眼淚滾落的氣味，「漂浮其上的大體很多，但我眞的嚇壞了，連數都不敢數，趕緊快步離開；當下我腦中浮現的念頭就是覺得我們上人好偉大，他一直不主張用這樣的防腐方式，覺得這樣對大體老師來說，實在是太沒有尊嚴了。」

顏惠美進一步表示，像這樣讓大體以長時間浸泡在福馬林中達到防腐效果的方式，會讓大體的味道變得相當刺鼻，「學生上課的時候會被刺激到眼淚跟鼻涕一直流，如果一直憋氣也沒辦法好好的解剖，眞的很辛苦；但乾式防腐的方式，就沒有這個困擾，學生就能很從容的在大體老師身上學習。」

病理解剖，做醫師的老師

談起大體勸募與陪伴的經驗，與顏惠美同樣身爲常住志工的張紀雪記憶深刻的故事同樣不少，多年來她成功勸募不少人願意在往生之後捐贈大體，有些大體送往醫學院供學生學習，有些疾病較爲罕見的患者，則選擇在過世後捐給醫院做病理解剖。

這麼多年來，張紀雪服務過的人很多，但無論歲月如何堆疊，她仍然記得那一位心碎又疲憊的母親。

她的年紀與自己相仿，但刻在她臉上的紋路硬生生比張紀雪多上幾條，又深又長，就像埋在她心口上的那道令她痛苦煎熬的傷痕。

醫生告訴她，她那才十幾歲的女兒恐怕沒有長遠的未來，她的生命會在如此青春洋溢的年歲劃下句點，道別隨時都可能會上前敲門，或許是一個禮拜後，也或許是今天。

「我的女兒還那麼年輕，她從來沒有做過壞事。」說著話的語氣，因爲不捨而微微顫抖，年輕的媽媽看著張紀雪，用盡全身力氣，才能將決定說出口，「但她也沒對社會做出什麼樣的貢獻。師姊，你剛剛說的病理解剖……我如果將女兒的身體捐出來做病理解剖，那這樣的她是不是就能對社會有所貢獻？」

深深呼吸，年輕媽媽的這口氣像是要將空氣中的氧氣給吸足，但一切都不如所願，即將失去女兒的悲痛將她給淹沒，她已經不知道該如何調整呼吸才能讓自己不溺斃在悲傷之中，她想得到救贖，如果有人在此時能丟來一塊浮板，她將會萬般感激。

而張紀雪接下來告訴她的話，足以編織成一條救命繩。

「藉由病理解剖，病理醫師可以了解跟發現一些尚未被探討出來的疾病，未來如果有患者再遇到跟你女兒相同的病症時，就有機會能被挽救性命。」張紀雪輕撫著眼前這位悲傷的母親，她知道要將孩子的身體捐出來，該有多大勇氣，但這一個決定，無疑是對醫學的巨大貢獻，「如果說，捐給醫學院的大體老師是醫學生的老師，那麼願意作爲病理解剖的患者，則是醫師的老師。」

悲傷的母親點點頭，卽使她不願放手，但她知道人類的力量要與死亡抗衡，需要先進醫療，也需要一點運氣，只可惜她女兒兩樣都無法擁有，但她希望未來再有人陷入與她女兒相同困境時，能有機會在冰冷的黑暗中看見一道溫暖的陽光。

「如果能對醫師有幫忙，我們願意。」抬起那雙幽暗的眼，她看著張紀雪，語帶懇求，她說希望女兒在完成病理解剖之後，志工能幫她一個忙。

「她還那麼年輕，還是個青春期的少女，我可不可以拜託師姊幫她梳洗更衣？」這個請託，她知道自己不該講，因爲這並非是志工的工作，但她不願讓陌生的男子經手，身爲母親，這是她爲女兒的體面所唯一能做的事。

陪伴到最後，為大體老師梳洗

「我到現在都還記得那位媽媽的臉。」杯子在張紀雪雙手手掌之間來回滾動，她的體溫與杯內的熱茶合而爲一，一如當年她站在那位傷痛的母親面前，揪緊的心也與她相之交融，「我告訴她，我在心蓮病房服務過，這樣的工作對我來說，完全不是問題。」

張紀雪的心中沒有罣礙，她的思想裡也沒有忌諱，當對方向她低頭道謝時，她只覺得承受不起。

「是我們要向她道謝，謝謝她願意做出這樣的決定。」一抹難以言喻的神情悄悄爬上張紀雪的臉龐，那是敬佩，也交雜著欣慰。醫療志工為慈濟大學醫學系以及醫院勸募的大體老師不計其數，每一次所獲得的點頭同意，都是基於在病房中所建立起的信任與情感。

爲了回報病人與家屬的長情大愛，醫療志工能做的，就是陪伴到最後。

「尤其是病理解剖，醫生在進行解剖時，我們志工也不缺席。」張紀雪口中的不缺席，是必須得站在解剖臺旁，隨著一刀一刀的劃下，他們助念的佛號也將一聲聲的陪伴。有時候病灶在腸道，一剖開來所竄出的濃厚異味，志工仍得忍住反胃，堅持到最後。

女孩的解剖過程沒有異味，醫生說她是心臟的問題，狀況特殊。對從外地輪班來支援的醫療志工而言，助念之後還得替女孩梳洗更衣，這個狀況同樣也是不常有的。

張紀雪跟兩位志工約好時間碰面，結果時間到了，兩位師姊遲遲沒有出現。過了幾分鐘之後，才慌慌張張的跑過來，不好意思的告訴她，其實他們在來之前，心裡滿是恐懼。

「我們兩個還猜拳，想說輸的人去就好。」

一個人說完，換另一個接口說：「後來想想，猜什麼拳？人家紀雪師姊那麼年輕都不怕了，我們兩個老人是在怕什麼！一起去，反而壯膽！結果本來以爲做好心理準備了，因爲太緊張，輪流去廁所拉肚子……」

回憶沒有到此結束，張紀雪的故事才進行到了一半。

「兩位師姊跟我，三個人一起幫女孩洗頭、洗澡，還要吹乾頭髮、擦乾身體才能穿衣服。」她還記得，被抽去靈魂的女孩彷彿知道她們是來幫忙的，身子僵硬的速度並不快，仍然相當柔軟，讓她們在進行間無比順暢。

經驗豐足的張紀雪不忘時時叮嚀兩位師姊要將頭扶好、要準備穿褲子了。她們依著張紀雪的指令快速動作，沒有半絲遲疑，直到晚上大家回到靜思精舍的寮房，兩位師姊才笑著告訴大家：「這個紀雪眞不夠意思，竟然在往生者面前直呼我們的名字！」

經過他們的解釋，張紀雪這才知道，原來華人的習俗中有不得在往者面前直呼生者姓名的忌諱。她連忙道歉，說著自己年輕無知，但兩位師姊卻相當豁達，反過來還謝謝她，「現在想想也還好，我們到現在還活跳跳的，不是嗎？是我們無知，因爲無知才會有那麼多罣礙。」

回憶起那天，張紀雪的臉上爬滿了笑，「很多人會問我們，怎麼都不怕？其實志工也是人，會恐懼，也會害怕，可是我們有堅定的信仰。」

張紀雪口中的信仰不分宗教，而是一顆滿腔熱忱、亟欲付出的心。

第十四章　將慈悲化為有形的事業

起初在有建醫院的想法時，證嚴法師曾四處打聽蓋一間醫院需要多少資金，當時有人告訴他，至少也要三千萬元。這個數目字讓所有的委員都嚇壞了，因為光是濟貧、義診，慈濟功德會一年就要支出五百萬元，已是沉重，哪有多餘的錢可以建醫院？

「慈濟不是為了建醫院而建醫院，是『為佛教、為眾生』而建醫院。」他認為，醫院可以作為永續慈善的活水源頭，「透過醫院，我們可以將佛教無形的慈悲，化為有形的志業。」

她在發抖，從打開門看見他們之後，她就止不住頻頻的顫抖。

「妳會冷嗎？」見狀，顏惠美下意識的問。畢竟這裡位處山區，又正處寒冬，她擔心婦人穿得不夠暖，一邊問著，一邊想著車上是不是還有備用的外套可以拿來爲她披上。

婦人聞言，不好意思的搖搖頭，急急的解釋：「不是、不是，我不冷……」她一副欲言又止的模樣讓顏惠美好奇極了，不過眼前的當下，還有另一件事，「我們可以進屋子裡嗎？」

指著身後穿著白袍的醫師、護理師與醫療志工，她笑著對婦人說：「今天是星期天，醫師特地撥空上山一趟，來看看妳出院之後身體恢復得好不好。」

「不好意思、不好意思，請進來、請進來。」慌慌張張的將大門敞開，隨著志工與醫護團隊魚貫而入。婦人上前拉拉顏惠美的手，在這群人之中，醫療志工是她最熟悉，也最能安心坦然說話的對象，「我剛剛不是因爲冷才發抖的，我是因爲太開心了，開心到發抖。」

顏惠美不由得笑出聲來，她爲婦人說著話的天眞神情而笑，也爲自己當初決定走入居家而笑。

打從當年去臺北探望那位轉院到臺大醫院復健的男人開始，她就下定決心，要將服務從醫院延伸到院外，隨著醫療志工的陣容愈來愈堅強，她開始有多一點的時間與人手，便很快的就將志工的關懷從院內延伸到院外，他們探訪經濟狀況需要援助的患者，協助他們安身與安心。

對醫療志工而言，醫療從來不只是醫療，一如建院之初，證嚴法師期盼這是一所能醫病也能醫心之所在，無論時間如何不顧一切的往前推移，他們都未曾讓這分起心動念消淡褪去。

「我沒想過醫生會親自來我家，我們家在山上那麼的偏遠，醫師還這樣特地來一趟……」婦人說得眼角帶淚，感激之情溢於言表，似乎幾句感謝的言語還不足以表達內心的感激，每過上一段時間，她就會加重語氣再說一次：「眞的、眞的非常的謝謝你們。」

扶持貧困，為康莊大道鋪路

談起展開居家關懷的年份，顏惠美只記得是醫院啟業不久之後，「就是我去臺北看那位大哥之後，回來馬上就做了；在我要踏出病房時，他大聲笑著跟大家炫耀我千里迢迢從花蓮去看他，就那一聲笑，讓我決定回來要開啟居家關懷的工作。」

居家關懷的工作內容很彈性，醫護同仁若有時間，就隨著一起去，協助做些簡單的檢查與衛教，如果時間不湊巧，三五志工湊成隊，也能出發，他們探望、聆聽，見居家環境髒亂，二話不說捲起袖子就開始打掃、重新上漆，很多時候也自掏腰包，為貧苦的家庭送去白米與蔬菜。

「真的是走入他們的家，才知道苦難原來距離我們不遠，就在眼前而已。」醫療志工蘇足感嘆的表示，雖然這幾年看得太多，但時常她還是忍不住躲在屋內一角暗自拭淚，「我看到他們的飯菜都臭了、酸了，還在吃；去米甕看，裡面一粒米也沒剩下。」

小時候也曾有過一段清貧的生活，蘇足很能明白這樣萬般無奈的生活究竟有多苦，沒有錢的滋味，比山苦瓜都還要難嚥得下去。

身為慈濟醫院的常住志工，居家關懷做久了，蘇足熟門熟路的找上里長，詢問附近哪裡能買到白米與蔬菜，一趟路出去再回來，與其他志工扛著二十斤的白米、一整袋的高麗菜、豆乾與胡瓜，直說著這些菜能放，慢慢吃不怕壞。

「這錢怎麼算？」

病患家屬小心翼翼的問著，舉止一向大方的蘇足手一揮，直言要對方不必問，「你放心，這些錢自然有人會出，絕對不會向你們收。」

問蘇足，這筆錢究竟是誰出？她朗聲大笑，豪爽的說：「當然是我自己出！因為是我自己發心想要買給他們吃的。」

從小生活在賭場，蘇足見慣了人情冷暖與算計，但是在慈濟醫院裡，她看見的算計，點滴都是柔情，看著、學著，學習能力一向強悍的她，很快就有模有樣的學以致用，「蔬菜便宜的時候，我只花不到兩百元就可以讓這家人溫飽一個禮拜，貴嗎？我覺得很划算！」

笑說自己開始自掏腰包的買，是看見顏惠美先買，現在愈來愈多志工都會這麼買。有人笑醫療志工傻，沒有薪資還得額外從口袋裡拿出錢，但蘇足卻認爲，正因爲無所求，獲得的回報往往比想像中的更多。「我們很多大體老師、器官捐贈者，都是這些我們曾如此用心關懷過的病患與家屬。」

曾經她也陪伴過一個貧苦的家庭走過風風雨雨，甚至幫患者的女兒申請學費補助，每回見面，她總告訴這個女孩：「現在妳手心向上沒有關係，這不是妳能決定的；但如果有一天妳可以自主了，千萬要記得，學會當一個手心向下的人。」

數年的光陰隨著日出、日落，隨著月亮缺了又圓，當年的小女孩早已婷婷玉立，如今在慈濟醫院就職，在蘇足的眼中，毫無疑問是一名用心負責的白衣天使。

「她總是早早來上班，到了下班時間也不急著走，確認自己照顧的患者狀況無恙，才捨得離開。」欣慰的笑容在蘇足的臉上畫出一道美麗的彩虹，「看著如今的她，這就是我們最大的回饋。」

眼觀四面，意外救回兩條命

病患的家四散各方，有人住在市區，有人安居郊區，也有些人世世代代在山之顚與海之濱討生活，然而無論患者身處何方，只要評估出院後有居家關懷的需求，醫療志工都會依約前往訪視。

一回，自馬來西亞回臺的慈濟志工劉濟雨，醫療志工正巧要出門居家關懷，那趟前往豐濱的路車程漫長也不好走，劉濟雨看這一群娘子軍，便自告奮勇擔任駕駛，載著她們驅車前往。

居家關懷到下午告一段落，在回程的路上他們聊天、歌唱，即使窗外的雨水混著寒冷的風，但車內的氣氛卻因熱絡而溫暖。突然之間，顏惠美的眼角餘光瞥見了山壁邊似乎有兩雙求救的手正在揮舞，舞動的氣力相當疲軟，一瞬間，她還以爲自己是眼花了。

車子一路向前，但她內心的不安卻逐漸擴大，她已經沒有心思開懷歌唱，於是她打斷大夥熱絡的交談，拜託劉濟雨將車子轉向回頭，「我好像看到有人被困在山壁邊，但也不是很確定……」

沒有質疑聲，沒有歸返醫院的急切，劉濟雨一聽，趕緊在狹小的山路上小心翼翼的將車子掉頭，車才開一會兒，果眞就看到兩名年輕人被困在山壁的狹溝中，一個額頭滲血，另一個扶著斷腿，兩人慘白的臉寫著奄奄一息的疲憊。

意識比較清楚的那位告訴志工，他們今天原本預計要上山採集石頭，沒想到這場暴雨來得令人措手不及，兩人才剛急急的把雨衣套好，雙腳一滑，就一人拉著一人一同滾下山坡。

「雖然都受傷了，一個斷肋骨、一個斷腳骨，但我們知道，一定要到路邊才有獲救的機會。」男人說，明知山區收訊不好，並不將希望放在手機通訊，於是忍著痛，用盡所有力氣爬到路邊，「但下到這個山溝後，我們實在沒力氣再爬上來了……」

山溝的深度幾乎就要比他們的身高還高，他們只能勉強露出前額並奮力的舞動雙手，期待與他們有緣的救援能夠看見。

當志工合力將兩人從狹窄的溝渠中拉起並抬上車時，其中一人因爲劇痛加上失溫，幾乎就快要陷入昏迷。

眼見死神正在召喚，衆人摒住呼吸，祈求上天垂憐。

「我們都嚇壞了，雖然是醫療志工，但我們沒有搶救的能力。」談起當時，顏惠美還記得當時心臟的跳動是多麼的強而有力，車內的氣氛瞬間變得凝重，「我們不斷拍他、跟他說話，要他保持清醒，一邊趕緊打電話回急診室，告訴他們我們現在的位置，請他們先準備好。」

滿腹擔憂以及逐漸消逝的生命，讓這趟回程路開起來似乎比去程還要遙遠。

當熟悉的急診大門近在眼前時，他們才終於感到些許的放鬆，這顆心終於可以交棒，交給專業的醫護團隊接手，「遠遠的我就看見醫生、護士都在門口等著，一進門，他們馬上就被推進去做緊急的處置與手術。」

坦言即使在醫院多年，面對生死時，一顆心仍然會緊縮糾結，遑論兩個年輕的生命正在她面前一點一滴的消散力氣與溫度，恐懼與害怕包圍著所有的志工，幾乎就要讓她們喘不過氣來。

「隔天去病房看他們時，看見他們又恢復生命力，能夠張開眼睛說話，開口跟我們道謝，眞的覺得很感恩。」顏惠美感恩的，是他們正在往康復之路跨步前行，「這也提醒著我們，當一位志工，一定要眼觀四方、耳聽八方，說不定就在什麼時候，能救人一命呢！」

第十五章　愈艱鉅，愈該堅持

醫院預定地終於底定，選址於花蓮國福里，一九八三年動土後，所有人的心安了大半，但他們知道，這才正要開始而已。建院的資金尚未到位，未來在醫護的招募上想必更是困難……然而憂愁的事情還沒細數完，噩耗就遠遠的傳了過來——原本擇定的建院土地，因為軍事用途而被通知收回，建院土地必須得另覓他方。

訊息傳來，證嚴法師身陷巨大的打擊之中，他不吃也不喝，就跪在大殿的佛像前，甚至交代如果無法建院，每一筆善款都必須一筆一筆的還回去。

風雨中，信心湧現，最後法師依舊挺起身子看向未來，他認為自己既是佛弟子，就應該要效法佛陀的精神，堅持發心力願，尤其慈濟不是為了建醫院而建醫院，而是為了花東民眾的需要，「我們義不容辭承擔此重責，愈是困難、艱鉅，我們就更該堅持下去。」

一份報紙就攤在顏惠美的桌面上，報紙上斗大的標題、辛辣的內容，讓她沉默了下來。報紙上說，慈濟志工每回去到男孩家，就像是在觀賞動物一樣，令人感覺相當不快。

顏惠美陷入一陣長長的沉默，她不知道報紙是誰放的，但他深知，對方的起心動念絕對善良，希望她不是藉由傷害力更大的方式得知這件事情。

沒有人來安慰她，因爲也不知道該如何安慰她。

她不斷在想，究竟自己做錯了什麼？所以才會讓男孩誤解？

她還記得自己當初是怎麼去到他家的。那是王英偉醫師的牽線，知曉醫療志工致力於居家關懷，於是有天遇見顏惠美，便告訴她，自己有一名患者，或許志工能去探望關懷。

「他從學校畢業之後，很順利的應徵上一份工作，好不容易可以自立更生、靠自己的雙手賺錢了，沒想到在工作中卻意外的從二樓跌落。」王英偉一臉的感嘆，他的病患很多，每個人都有自己的故事，但這名年輕人之所以令他印象深刻，是因爲他的年紀才二十出頭歲，卻被他宣判可能一生都得囚禁在癱瘓的身軀內，「頸椎受傷，除了維持他的生命，現今的醫療實在是沒有辦法能幫上他什麼。」

身爲一位醫師，他窮盡所有的知識與氣力，勉強才只能保下他的生命，但對於他因爲身軀癱瘓所陷入的灰暗未來，王英偉知道自己恐怕無能爲力，他也明白在大好青春被判了無期徒刑後，年輕人該有多痛苦，「可以請你們志工，偶爾去看看他，也去幫幫他媽媽，好嗎？」

醫師的請託，遇見癱瘓的年輕人

一句輕聲請託，醫療志工愼重看待。查到年輕人的居家地址後，一行人驅車前往，一路上，他們腦中不曾停止過想像，想像著王英偉醫師告訴他們可能會見到的情境。

醫師說，原本年輕人在臺北就醫，他的母親起初仍懷有美好的幻想，心想若是自己積極一點、打理得更好一些，或許象徵美好的機會會願意降臨在他們身邊。於是她每兩個小時幫兒子翻一次身，病房環境也打掃的一絲不苟。

但隨著日子一天天的過去，上天彷彿被蒙上了雙眼，遲遲沒有施予垂憐。北部醫院的醫師告訴他的母親，再住院也只是這樣了，「他會活下來，但也只是這樣，再多的醫療，也不會讓他比現在更好。」

言下之意，是希望他們能打道回府，將醫療資源讓給更有可能獲得進步與窺見生機的患者。母子倆在聲聲無奈之下，只好辦理出院，回到花蓮，多年來都在王英偉的門診持續追蹤。

「回到花蓮之後，媽媽依舊細心的打理一切，獨自一人。」王英偉說著，不捨的情緒就像是一條遊走四方的河，將他給團團包圍，「前陣子年輕人肚子不是很舒服，通知我們居家往診，我發現媽媽有點恍神，似乎是太疲憊了……」

王英偉的話有所保留，這個保留源自於內心裡的那分柔軟。

醫療志工抵達現場之後，才終於明白王英偉口中那恍神二字意味著什麼樣的眞實場景——年輕人的身上飄散著異味，無須多問多言，他們即刻明白，眼前的大男孩已經有好些天沒有洗澡了。

於是他們動了起來，女眾志工張羅熱水、毛巾，清洗的工作則由男眾志工承接，在一行人默契十足與齊心協力之下，很快就讓年輕人獲得一身舒爽。

另一邊，還有幾位志工拉著年輕人母親的手，聽著她說、爲她拭淚。

無論是年輕人或是他的母親，都被這場病給折磨到身心變形，從此之後，醫療志工每隔幾天就會上門拜訪，每一回去，做的事情都一樣——協助年輕人清潔身體，也協助精疲力竭的母親獲得身心舒暢。

顏惠美怎麼也沒想到，幾個月以來的互動，卻被報紙寫成了是在看動物……而往她的心潑上一桶冰冷的，是她發現，內文中記者有採訪年輕人本人，說出這句令他們爲之痛心的話，似乎就是他本人。

用愛與關懷，破除芥蒂

顏惠美也不記得自己與報紙上串串黑字互相凝視多久，她只記得最後自己將手撐住桌緣，讓自己站起身來，她約了另一名志工，兩人跳上了車，一路往年輕人的家開過去。

她幻想過無數個見面時可能會發生的情景，也想過自己該如何先打破尷尬的沉默，沒想到當她一踏入年輕人的家門時，反而是年輕人先開口說話。

「妳是不是看到報紙了？」儘管滿心糾結，年輕人依舊鼓足勇氣先出聲，他也在等，等著顏惠美指責他。

但顏惠美只是平靜的朝他走過去，直到來到他的床前，一如以往的坐在那個她習慣都會坐的床旁座椅，張開口，先是回答年輕人的提問，「我剛剛看到報紙了。我一直在想……」

來了！年輕人閉上了眼，他告訴自己無論等一下志工是要數落他、責罵他，他都得全然的承受。

「我一直在想，我還能再爲你做些什麼？」顏惠美的字句中沒有指控、沒有辛酸破碎，唯有誠懇，「一定是我們做得不夠，所以我想請你告訴我，我們還可以再爲你做些什麼？」

年輕人眨眨眼，這一句話是他在想像中找也找不到的，他在鬆口氣時，也不禁滿心自責，急急的解釋，報紙上的敘述扭曲了他的原意，「我有個朋友從北部回來當記者，他說沒有什麼新聞好寫的，可不可以來採訪我，我答應了，但我沒想到他會這樣曲解我說的話。」

「沒關係，寫了就寫了。」顏惠美沒有再追問年輕人究竟是怎麼跟記者敘述的，她的眼、她的心如今只有奉獻，「我記得在報紙上，你媽媽有提到家裡似乎有些困難，希望可能得到社會的補助，是嗎？」

年輕人點點頭，今天志工來訪，母親正巧外出，但他知道自己這一倒下，媽媽只能守在他身邊，無法外出工作，家裡的經濟只靠著父親支撐，如今已經開始有了缺口，

「我們現在需要申請低收入戶，但我們不知道該怎麼做。」

顏惠美露出和煦的一笑，這個熟悉的笑容一出現，也讓年輕人放下了始終愧疚的心，他知道，眼前的志工並非是在說表面話，而是眞的不在乎報紙上的曲解。

「你放心，我們也曾協助過一些人申辦過低收入戶，我們可以幫忙。」口頭承諾還不夠，顏惠美急急的起身，找來年輕人的父親，要他張羅必備證件，跟著她們上車前往戶政事務所。

他們熟門熟路的在戶政事務所裡尋找申辦窗口，年輕人的父親將手中的證件資料遞給對方後，只見承辦人員一邊翻看，一邊在鍵盤上敲敲打打，過不一會兒，給了令人失望的答覆，「你們現在住的房子是自己的，既然有不動產，那就不符合申辦資格。」

年輕人的父親一聽，頹然的垂下肩膀，這個答案他不意外，但想到往後一家子的生活吃穿，他不斷在心裡自問，自己這一雙已經逐漸失去氣力的臂膀，還能再勞動多久？

父親已經失去了再開口請求的動力，反而是顏惠美探頭向前，誠懇的拜託，「這個個案我們照顧蠻久了，確實有經濟上的困難，拜託你們，可不可以再查相關的法令資料，看看是不是有可以通融的方式？」

承辦人員輕聲嘆息，如此的請託，他已經聽過太多，他也很想盡力，但還是得有一點的運氣，「我試著送看看，但我不能確定是不是可以。今天你們先回去，過一陣子再給你們答覆吧！」

接收滿滿的愛，再將愛傳出去

幾日後，醫療志工又在相約的時間來到年輕人的家中，一見他們到來，他低下頭，滿是懺悔，「師姑，對不起，我又第二次傷害了你們……」

他說，低收入戶的申請確定通過，但伴隨著好消息而來的，還有著世俗的貪婪，「有個政治人物告訴我，如果媒體來採訪，要跟媒體說是他幫忙我們爭取的……」

他的話還沒說完，顏惠美便開口以歡愉的語氣打破了空氣中的沉重，「有什麼關係！你們能申請到才是最重要的，我們高興都來不及了！」

年輕人抬起頭，眼裡、心裡都是感動。

隨著時光堆疊，春夏去了又來，花蓮的街道也幾度迎來蕭瑟的秋與冬，足足二十幾個輪迴之後，年輕人永恆的閉上雙眼，他的靈魂擺脫了這副受傷了二十多年的身軀，終於獲得夢寐以求的輕安與自在。

他離去之後至今，已經過去十幾個年頭，但顏惠美依舊把他牢牢記在心裡，談起他，眼裡都是笑。

她記得，幾次帶著慈青社拜訪，他告訴學生，要以醫療志工爲榜樣，「我做了那麼多傷害他們的事情，但是他們的心很堅強，不僅沒有受傷，反而還一直照顧我。」

隨著日子一天天的過，歲月的痕跡開始在他的外表烙下痕跡，他不再年輕了，伴著他的醫療志工也是，但他們的緣分沒有因爲年華老去而中斷，反而愈牽愈緊。

「我們陪著他大概有二十幾年的時間吧！陪著他老，陪著他去到安養院。」顏惠美沉默了一陣子才又說，送到安養院的決定是他母親這輩子最難捨的抉擇，「但她能怎麼辦？她也老了，沒有力氣再照顧兒子了。」

隨著他到安養院去，志工關懷的步伐也從他家轉往機構，這段緣分始終如此細膩的維持著，直到年輕人變成中年人，且逐步要成爲老人，顏惠美的印象中，他活到了將近六十歲，「我們還去參加了他的告別式，眞的是陪伴到最後。」

很多時候醫療志工在服務的時候受到委屈時，顏惠美就會把這個故事說給他們聽，心有所感的表示，當她那天看到報紙上的內容時，理應感到氣憤，但她感謝自己當時心裡萌生的想法相當正向，「人家都說，媽媽的心就像針包，被刺到了，也不能喊痛，還得張開雙手擁抱尖銳的針；作爲一位志工，我們也得像個針包，要堅強，要面對，因爲這是我們想做的事情，沒有理由退卻。」

第十六章　集合力量扛起千斤萬擔

證嚴法師言，慈濟醫院是屬於佛教的醫院，而非慈濟的醫院，要發揮佛陀慈悲喜捨的精神，補足東部醫療缺乏，因此無論再怎麼困難也不能退卻，否則外界可能會認為佛教徒猶如一盤散沙。

建院困難重重，無論是土地、資金與人才，在樣樣都不足的情況下，法師依舊保持正向，他勉勵弟子：「大家要對自己有信心，只怕不肯做，不怕做不到！只要人人提起信心把力量集結起來，我們就能扛起千斤萬擔。」

居家關懷將醫療志工的腳步從院內帶往院外，也將他們的人際網絡一針一線編織成又大又寬廣的結實密網，其中一扇網，是秀林鄉的于修女，即使信仰不同，但在慈善路上他們有共同的目標，多年來始終彼此鼓勵，也結伴而行。

醫療志工與于修女一同照顧的居家關懷患者並不少，也曾一起搬過桌子、一起扛過床鋪，他們的雙手共同扛起過輕輕重重的有形物品，也撐起形形色色的無形命運，心中的願卻始終如一，只希望貧苦的案家能因此而多一點生活的品質、多一分活存下去的動力。

多年前，他們就曾一起救下一個人的生命，扭轉一個家庭可能邁向悲傷的未來。

那位一心想尋死的男人是慈濟醫院的患者，由於一次的意外導致脊椎受傷，從此下半身就再也動彈不得，只能仰賴輪椅才勉強能夠行動。多年來都在慈濟醫院回診，也因此與醫療志工結下良善的緣分。他們去過他的家幾次，那位在太魯閣國家公園入口處不遠的住家並不大，嚴格來說有些過於狹窄，但父女倆在此安居，也相依爲命，生活倒也平凡幸福。

「第一次去他家時，所有人先注意到的，不是他們家的擺設，而是牆面上滿滿的獎狀。」閉上眼，彷彿就能回到那一方小屋子裡頭去，在顏惠美的印象中，她幾乎沒有辦法準確判定男人家的牆是什麼顏色，因爲都被密不可分的獎狀給占滿，上面的得獎人名字都一樣，是他引以爲傲的女兒。

太太離開之後，他獨自一人將女兒拉拔長大，下半身癱瘓的他，由女兒一路陪伴扶持，他不止一次的在心中驚嘆，那曾經被他擁在懷中的小女孩，何時變得如此獨立堅強？獨當一面的模樣一點也不輸給任何一個成年人。

「小小的一個家只能勉強隔成一間房間，他把房間讓給了女兒。」慈父之心扣人心弦，男人曾指著客廳一角告訴顏惠美，那是他晚上就寢的地方，說這話的同時，他的臉上沒有酸澀與苦楚，只有滿滿的慈愛，「他的生活可以說都是以他女兒爲主。」

每次去探望男人，他們總有不同的話題，一次男人說著、說著，情緒有些低落，「我這個作父親的實在是太沒有能力了，以後女兒出嫁，我也沒有辦法給她任何嫁妝。」

即使下半身癱瘓，偶爾喝點小酒抒壓，但顏惠美甚少聽見男人抱怨身殘之苦，但像這番對女兒感到歉疚的話語，倒是聽得不少。

「你絕對是一位很棒的父親，竟能如此用心的栽培她。」顏惠美將手從右一路指到最左，轉過身來再劃過半個圈，顏惠美笑說：「這些獎狀，就是你給女兒最好的嫁妝！」

衝動尋死，啟動即刻救援

平凡的日子一天一天過，但驚心動魄的時刻也從未忘記要衝動上前敲門，男人的電話來得又急又響亮，話筒那方悲泣的聲音像極了一面破裂的大鼓，愈是急著敲響，就愈顯壓抑。

「師姊，我要自殺！我這就要去死了！」

突如其來的尋死念頭，顏惠美剎那間完全沒有頭緒，但她知道人命關天，眼前該做的只有安撫，「你先別衝動，慢慢說，告訴我，發生什麼事情了？」

顏惠美快速的在腦海中想過各種可能，但他的答案卻出乎她的意料之外。

「我女兒要離開了，沒有人要理我了。」深深吸氣，也將鼻腔內的鼻涕倒抽至盡，男人再開口，是一聲響亮，「我這就出去給車撞死好了！」

顏惠美一聽直覺不妙，她去過男人的家好幾次，周邊地形能馬上手繪成形，男人家的門口就是縱貫公路，路面又大又寬敞，行經而過的車一輛比一輛還要快，他若真心求死，真有可能會被車給碾壓過去！

「你等一下！我馬上過去。」顏惠美邊說著，已經開始起身，但她也深知，這趟路過去，再快也要半個鐘頭，於是她顧不得禮節周全，撂下一句：「我請于修女先過去，我馬上就到。你要自殺，也等我們到了再說！」

她掛上電話，趕緊打電話給于修女，于修女對他也很熟悉，她很慶幸自己能省下一些時間，不用解釋太多，簡略說個大概之後，于修女也二話不說就放下手邊的工作，給了一句令人心安的回應，「你放心，我這就馬上過去。」

那段前往他家的路上，顏惠美即使心有不安，但多數時候仍然平靜，因爲她知道，于修女會將事情處理得妥妥當當，至少不會讓他眞的出去給車撞死。

接力苦勸，打消自殺的念頭

果眞等到她抵達的時候，他還好好的坐在他的深色輪椅上，他們早已融爲一體，就像一副已經落了款的畫作，不會再有任何的更動。

于修女就坐在男人身邊，對顏惠美而言，無疑是這個空間裡最絢麗的色彩。她投來一個充滿語言的眼神，以及一個令人心安的神情，多年來合作所建立起的默契，顏惠美幾乎是在當下就能馬上理解這個眼神與表情，那是在告訴她：「你放心，一切都沒事了。」

男人即使眼角仍掛著淚，一雙眼布滿血絲，但情緒看起來已經平靜，更確切來說，像是一顆洩了氣的氣球，有氣無力的攤在他的輪椅上，眼前的他沒有動力將自己送出門找車撞死，但彷彿也已經失去了靈與魂，他的心似乎永遠都沒辦法再升上天空雀躍跳舞。

「剛才究竟是發生什麼事情了？」顏惠美知道，于修女已經全盤了解一切，她大可以問修女，得到一個沒有太多負面情緒的轉述，但她也深知，要讓男人重新振作，這些話得由他自己說出口。

「我的女兒不會回來了。」這句話之後，顏惠美遲遲等不到第二句的加強解釋，對男人而言，這像是握住一把利刃，痛得讓他再也說不下去，只能任由時間讓他破碎的心血流成河。

但顏惠美沒有放棄，再問：「這是她的家，她不回來，是要住哪裡？」

她跟這個優秀的孩子互動過幾次，並不相信她會如此絕情的拋下這個深愛她的父親。

「她住在她姑姑那裡，說要補習。」

聞言，顏惠美看向于修女，兩人不僅沒有跟著男人的情緒陷落谷底，反而相互給了莞爾的一笑。

看來，這緊緊相依的愛有時也會矇住人們的雙眼與思考。

「你眞笨！」顏惠美俏皮的輕聲叨唸著，「她現在是個高中生，你知道考大學的壓力多大嗎？很競爭的！她一定要趕緊在考前做全力衝刺，才有可能考上好大學。」

在顏惠美喘口氣時，于修女甚有默契的將話給接著說完，「她爲什麼想考上好大學？就是因爲這樣畢業之後才有更多的選擇，她才有機會可以改變你們這個家庭。」

顏惠美與于修女就這樣一來一往，你說一句，我接一句的告訴男人，女兒的決定是爲了這個家，是爲了他，而非想獨自享受而遠走高飛。

「你應該要滿懷希望，祝福女兒順利考取好大學，祝福她凱旋歸來。」于修女說。

見男人的臉上終於有了些光彩，顏惠美趕緊接著說：「你女兒爲了這個家那麼的努力，你也要努力，努力把酒戒掉，以後你就要成爲大學生的爸爸了，難道你想看女兒因爲有一個愛喝酒的父親而被瞧不起嗎？」

翻轉命運，自立更生

「後來聽到他女兒順利的考上大學的消息，是他自己在醫院告訴我們的。」顏惠美想起當時男人再住進醫院的原因，不禁又哭又笑。男人指著自己一雙被烘得皮開肉綻的腿，說會被燙得那麼嚴重，因爲左右鄰居聽到他女兒考上好學校，爲了替他們慶祝，因此隆重舉辦烤肉大會，結果把他一雙毫無知覺的腿也烤焦了，爲了治療也避免感染，因此才辦理住院。

「沒想到是在這樣的情況之下，把我女兒考上大學的消息親口告訴你們。」下半身包著一層又一層密不通風的白紗布，但男人臉上的笑卻猶如陽光般七彩絢爛。

「師姊，我告訴妳，我決心要把酒戒了。」一雙腿被繃帶包得鼓鼓的，男人的臉也因為笑容而鼓鼓的，「不只要把酒戒了，我連香菸也要戒掉！」

他的堅定像是要對天發誓般的慎重，他要醫療志工也替他把關，「我不能讓我女兒被別人看不起！」

顏惠美笑了，直說他有志氣。後來男人順利出院後，幾次去看他，他的變化令他們吃驚。

他先是戒了酒，後來又成功的拔除菸癮，就在衆人以為他的改變到了盡頭，醫療志工又在一次居家關懷拜訪中，聽見男人喜上眉梢的宣告，他最近開始學手工藝，「我這一雙手還是好的，可以做點工，於是我就去跟人家學怎麼磨石頭。」

磨著、磨著，竟也讓他磨出了興趣與天分來，後來男人帶著作品參賽，還拿回了一座身障磨石冠軍的獎座回來，就放在他女兒的獎狀旁邊，閃著驕傲的光芒。

「從此之後，我們去到他家，除了貼在牆上的那些獎狀，也開始多出一些金光閃閃的獎座跟獎牌。」顏惠美欣慰的笑容裡有著滿足的肯定，因為這些獎牌與獎盃上面的名字終於不同了，是一個男性化的名字，而這個名字屬於一個曾驚動念想遠離人間的男人。

男人推著輪椅的手，因爲長年雕磨石頭而變得更有力，他推著自己往前，也推著他的人生跨開步伐，一次，他將自己推往牆邊梁柱，帶著志工看看他在上頭所掛著的兩個袋子。

「我現在慢慢的有在販售自己的商品，開始有一些收入。」暌違多年，終於再度擁有養活自己與家庭的能力，男人的臉龐就像那些在他手中一一被抛光的石頭般的容光煥發。指著右邊的袋子，他說：「賺來的錢，夠生活了。有餘錢我就投進這個袋子裡，這是未來要給我女兒的嫁妝。」

他將手指向左邊的袋子，臉上的笑容多了一分自信，「有零錢就投進這個袋子，是要給慈濟的。你們幫助我們家那麼多年，現在我終於也有一點能力可以回饋社會了。」

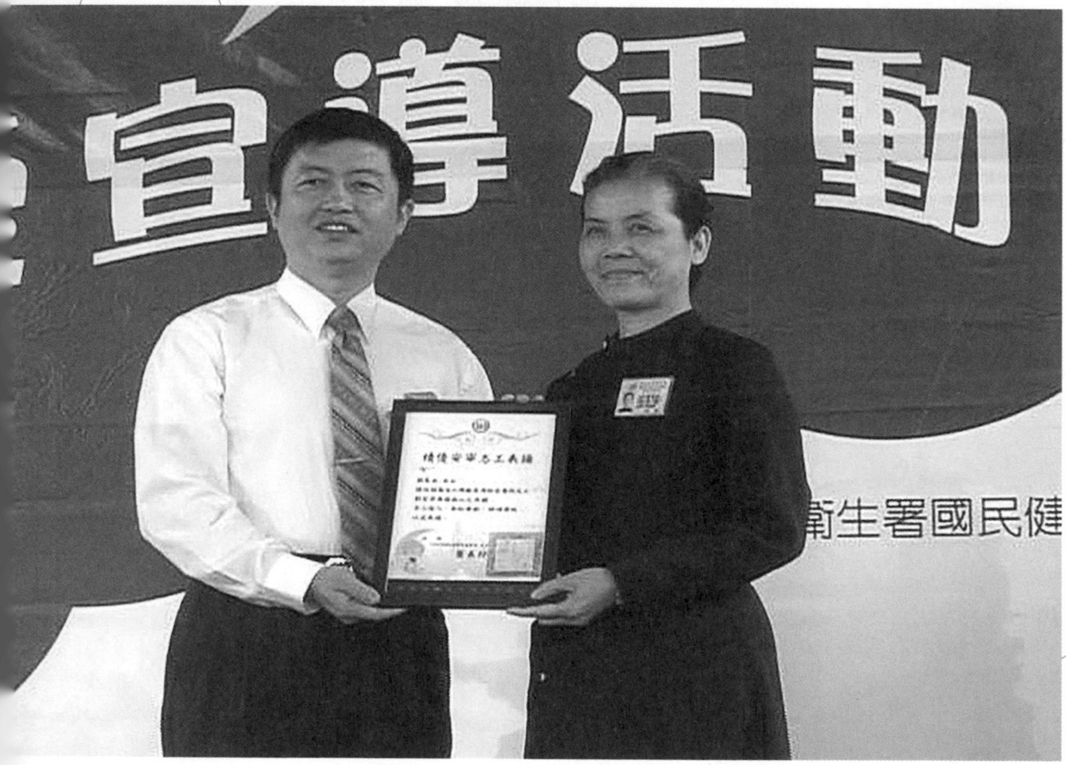
宣導活動
衛生署國民健

輯三　行——擁抱國際

第十七章　發善心，立大願

證嚴法師的身體狀況令弟子相當憂愁，如今又肩扛建院大業，眾人都擔心他在身心壓力之下，會承受不住。

對此，法師反而鼓勵大家對於興建醫院必須要堅定。他笑言，若眾人以具體行動給予精神支持，那麼他就不是一人獨撐，有弟子的支持，無論自己的病有多嚴重，他也堅信自己不會倒下，一定會支撐到醫院順利興建完成。

「只要發善心，立堅切的大願，加上深厚的福德與智慧，就會產生不可思議的力量！」

兩個孩子都發燒了，倘若是在過往的每一日，揪心、緊張難免，但獨獨在此時此刻，這一場突如其來的高燒讓所有人嚇得不由得摒住呼吸。

畢竟她們即將要執行的手術很不一般，這將是一場既艱鉅又漫長的大型手術——連體嬰分割，術前身體狀況必須保持絕佳狀態，手術的成功機率才有可能大增，術後的修復也才能更爲明朗。

但如今衆人都無法保留爲術後撥雲見日的力氣，因爲她們發燒了，眼下最重要的事情，是使盡全力爲他們退燒。

「妳放心，醫院這邊一定會盡全力，讓孩子們的體溫逐步下降到正常。」主治醫師每說幾句話，就會貼心的停下來一下，好讓翻譯能把他的話翻成菲律賓語給兩位孩子的母親聽。

帶著一雙孩子，這位母親從菲律賓千里迢迢來到臺灣，一路奔波的苦沒有讓她精疲力竭，因爲早在二〇〇二年七月一日生下這對腹部相連的姊妹時，就已經注定了她往後勞苦的日子，她的精神早已淬鍊。

她不是沒有尋求過當地的醫療協助，但高達一百多萬元的醫療費用，全家僅仰賴丈夫微薄的收入過活，他們怎麼可能負擔得起？好心的在地醫院爲這對姊妹募款，但進度非常的緩慢……當地醫師說，姊妹倆愈晚分割，手術所帶來的危險就愈高。

就在她萬念俱灰時，在醫院巧遇菲律賓慈濟志工，她已經被定調的苦日子才有了轉圜的曙光。

從搭上飛機、轉搭火車，再到慈濟醫院，這段路途很長，但用一生來看，卻異常的短，她原本以爲一切會就此否極泰來。

但孩子還沒接受手術，卻發燒了。這個早已經累壞了的母親，擔心燒若沒退，手術日期將會一再延宕，另一方面，她其實也擔心這場讓身體灼燙的起因是來自另一個令人避之唯恐不及的凶猛病毒……

「師姊，她們會不會是被感染了 SARS？」她怯怯的問，深怕一個語氣不對，就傷了這群願意伸出援手的好心人，這個機會得來不易，她不想因此而搞砸，也不願傷害任何一位想幫助他們的善人。

但她的擔憂其來有自。SARS 全名爲嚴重急性呼吸道症候群（Severe Acute Respiratory Syndrome），二〇〇三年三月底，自中國廣東開始逐步向外蔓延後，全球共發現八千零九十六例病例，造成七百七十四人死亡，而主要受到感染的國家包含中國、香港、加拿大、新加坡，以及他們現在所處的臺灣。

臺灣是 SARS 的主要疫區之一，尤其在她們來到臺灣的此時，也是在地人人繃緊神經的嚴峻時刻。

「妳不要擔心，醫生跟護士會好好照顧她們的。」眼前的志工即使言語與她並不相通，但輕拍著她的手同時，手心傳來的溫度就跟她自己的母親一樣溫暖。

悉心照料，術前的周全準備

在這場高燒之前，醫生告訴這對姊妹的母親，目前以兩位女孩的狀況，還不足達到能夠進行手術的基本條件。

「兩個孩子的體重太輕了。」擔心語氣中會滲入令人誤解的責怪，醫師特別加強體恤的語氣安慰著她，以一般孩子的身高體重看來，姊妹都能達到標準值，但以這場複雜的手術所進行的嚴格評估，她們還得再增重些，「根據我們的了解，兩個孩子的皮膚相連面積大約是兩百四十平方公分，我們希望她們多長點肉，養足覆蓋的皮膚，這樣在分割後才不會形成太大的空洞，縫合時皮膚也才不會太緊。」

倘若因爲皮膚不足，導致縫合過緊，就可能會有傷口裂開、腹壓過高，甚至是心肺衰竭等狀況。因此即使兩位小女孩相連處是在腹部的肝臟，屬分割成功機率較高的一種，但醫療團隊寧願多等一些時刻，讓風險降至最低。

但時間不能太長，醫師告訴母親：「她們現在正處於分割的黃金期，如果年紀太大再分割，脊椎的畸形就會愈來愈嚴重，眼下我們要做的，就是得趕緊把她們養胖。」

醫師竭盡所能的縝密敘說，但他一點也不擔心這個遠自菲律賓來臺、沒有親人相伴的母親該如何把兩個孩子給養胖，離去前，他將視線轉移到始終陪伴在這個嬌小婦人身旁的醫療志工，慎重請託，「師姊，就拜託妳們多幫忙照顧了。」

「這有什麼問題！」答話的是張紀雪，雖然沒有孕育孩兒的經驗，但志工、營養師團隊早已做足了充分的功課。

每天一早，她會熬上好大一鍋粥，等著原本澄淨的開水因爲米飯而變得混濁，此時再將爐火轉小，小心翼翼的煨煮，直到飯粒碎裂、湯汁變得濃稠，這才能將爐火熄滅。

取來湯勺，她一匙一匙將米湯舀進保溫瓶裡，去掉一粒粒妄想偷渡的米粒，因爲這些湯汁才是營養的精華，可以讓兩個女孩的母親用來沖泡奶粉，她聽年紀較長的志工說，這可是早年資源不豐時，豐富孩子營養的最佳飲品。

當慈濟醫院爲了進行建院以來第一場連體嬰分割手術，結合小兒內外科、一般外科、整形外科、麻醉科、影像醫學部以及護理部等團隊進行術前的評估，甚至還特地訂製模型娃娃來進行模擬手術演練時，醫療志工正輪番上陣，急著養胖兩姊妹。

正當在模擬手術中，發現兩個孩子配戴傳統氧氣面罩可能會相互碰撞，醫院緊急採購訂製可以三百六十度旋轉的面罩，並積極購置多項適用於嬰幼兒的精密儀器時，醫療志工也算準時間，輪流走入病房，從疲憊的母親身上接過兩個孩子，幫忙餵奶、更換尿布、陪玩，比手畫腳的要她趕緊抽空休息。

相約出門散心，寬心等待手術

正當孩子的體重逐日上升之際，突然的高燒打亂了好不容易才取得的平靜。她又陷入了漫無止盡的焦慮，這種找不到出口的感覺自從得知能進行分割手術之後，已經好一陣子沒有找上門來了，她很擔心孩子，很擔心會是致死率極高的SARS。

「孩子分開以後，就可以各自獨立活動了。」聲音來自背後，她顧著讓自己沉浸在焦慮之中，完全沒有聽到有人走進病房的聲音，眼前的志工在幾個月的相處後已經很熟悉了，是顏惠美。

「她們在手術過後，一定會很需要新衣服穿，走！我帶妳去買。」顏惠美邊說著，張紀雪一如以往的上前將兩個孩子接過手，一見到她，兩個孩子圓滾滾的雙眼笑彎成下弦月的形狀，咯咯的發出可愛的笑聲，一點也不在乎母親將有一段時間不會在她們身邊，張紀雪就像她們的保母，也是她們的大玩偶。

牽起女人的手，顏惠美一路上細數著等等到了市場該採購些什麼必備品，「除了衣服之外，我們要買盤子，妳們習慣將食物裝在盤子上吃，我們買幾個漂亮的盤子回來，以後吃飯，就不用將就拿我們的碗。」

顏惠美口口聲聲都是未來，未來孩子可以穿的衣服，未來孩子分割後可以用的盤子，這些話看似閒話家常，但其實別有意圖，她不想讓這位母親一直陷在焦慮中，她心底的聲音告訴自己：「我要讓她覺得有希望，兩個女兒分開之後，一定都會是平平安安的。」

自從她們抵達臺灣後，這幾個月來，慈濟醫院的醫護團隊全都忙得不可開交，大大小小的跨科部會議不停的在召開，醫療志工也被邀請參與，顏惠美深知，這是一場並不容易的手術，但大家都卯足了全力，盡可能在所有細節上力求周全與平安。

在會議上，聽不懂的醫療術語從沒停過，難以理解的開刀方式，醫療志工也聽不懂，但醫療團隊需要醫療志工適時的陪伴與撫慰這對母女，讓這場手術有機會圓滿完成。

有時候她會滿懷欣慰的坐在會議的一角，想著曾幾何時，志工也開始參加了醫療會議？曾幾何時，那會猜忌志工別有意圖的醫護團隊，開始揮開那層不信任的薄霧，接受志工誠心的擁抱？

時間很模糊，說不出是何年何月開始有這些變化，但至少這分信任是一天比一天還要強烈。

會議上，醫護團隊將承擔所有關於手術與治療的工作，而醫療志工要補足的，則是母女三人的心理缺口與生活照顧。

醫療志工明白，因爲了解治療的近程、可能發生的狀況，他們就得以在任何時刻以掌握所有狀況的自信及時提供家屬適切的安慰。就像是現在，顏惠美牽著這位嬌小女人的手，一同走在市場，她知道這位過度憂心的母親需要離開醫院一會兒，呼吸著有別於醫院緊張氛圍的空氣。

只是看見她們的人，卻一點也不自在。

遠遠看見她們的那對情侶，手拉著手急急的往最近的巷弄鑽了進去；賣童裝的老闆見她們走入店內，不僅沒有上前熱情招呼、介紹推薦款式，反而躲得遠遠的，要她們挑好衣服後自己計算標籤上的賣價，把錢放著就好。而後在走到賣碗盤的商家，對方一樣不肯接過她手上的錢，直要她把錢擱在桌角就行。

在低頭把錢包收進口袋裡時，顏惠美知道是怎麼一回事了。

她身上穿著慈濟醫院的志工背心，這一身象徵自己是從醫院出來的裝扮，嚇壞了所有民衆，在這個 SARS 亂竄的疫情期間，醫院成了大家最恐懼的禁地。她也曾聽說，很多醫護甚至不敢回家，就怕拖累家人，讓家人遭受到不平等的眼光。

想著，顏惠美心中油然生起一股感恩之情，即便在疫情嚴峻的此刻，醫療志工依舊堅守崗位，穿著由外地師姊手工縫製的罩衫與帽子，關懷病人的腳步沒有就此停歇，也在國際間瀰漫著深怕疫情擴散的狀況之下，因爲一念仁心，因爲醫療人道，慈濟醫院在人才與設備都臻至完善的此刻，以毫無退卻的心，毅然接手來自國際間急需幫助的患者。

國際接力，志工愛無限

才沒幾天的時間，兩個孩子的燒就退了，在原本預計執行手術的日期被推進手術房，歷經六個小時的手術，慈濟醫院成功將兩個相連相依的女孩分開來，但醫療志工並沒有因此而離開她們，反而更積極在加護病房內接手照顧的工作，甚至在孩子出加護病房後，依照醫師的指示，協助孩子進行肢體動作的復健。

「出院時，臺北的師姊還特地買來一臺雙胞胎專用的嬰兒車。」顏惠美笑說，這是慈濟醫院第一個國際醫療個案，就醫之路橫跨海洋的距離，志工的付出也以接力的方式，讓關懷從臺灣再延續回菲律賓。

「回到菲律賓時，由當地師兄姊接機；考量住在鄉下不方便往返都市醫院回診，當地志工甚至還幫女孩的父親在首都找一份工作，不僅有一份穩定收入，也讓志工得以就近陪伴照顧女孩。」二〇〇三年距今已經過了二十個年頭，顏惠美欣慰的說，「這兩個孩子在今年回到慈濟科技大學讀護理系，她們的媽媽也早在前幾年受證慈濟志工，成爲一位助人者。」

這二十年來，菲律賓所傳回來的消息都是美好的，在慈濟醫院裡，諸如此類的美好也不斷的在發生中。

第十八章　把擔心化為支持的力量

建院的金額從一開始預估的三千萬一路爬升，每一次再重新估算的金額，都是以倍數成長，隨著金額日益龐大，眾人的心都被壓得喘不過氣來。

證嚴法師知道大家內心憂愁，於是勸慰大家，以當時臺灣一千八百萬人口計算，只要有十分之一的人願意護持，一人出資十元，那麼就有九千萬元了。然而要啟發眾人的愛心，需要委員持續奔走勸募。於是他告訴弟子：「我希望你們可以把對師父的擔心，化為支持的力量，師父相信，再大的困難都能夠克服。」

菲律賓連體嬰的分割，是慈濟醫院第一次執行連體嬰分割手術，也為臺灣寫下第八場連體嬰分割手術的紀錄。

自此之後，國際醫療個案慕名而來，千里迢迢來花蓮的，大多是罕見且難解的重症，也有不少因爲疾病所產生的外觀變形。

「二〇一八年從馬來西亞來的那一位最讓我印象深刻。」回憶在患者來臺之前，一同參與醫療團隊會議時，在翻開檔案夾並看到病人的照片時，心裡有不由得一震，顏惠美當時在心裡暗暗想著：「這麼大一顆腫瘤在臉上，醫生們究竟是要怎麼開刀？」

陪伴醫院從無到有，看著病房從開放少數幾床到如今一床難求，三十幾年來，醫院不斷擴建、設備持續汰舊換新，醫護團隊的陣容逐步堅強，顏惠美對醫院的信心未曾有過動搖，但眼前這名病患實在很不一般，數顆大小不一的腫瘤擋住她大半的左臉，其中三顆巨型腫瘤由上而下串連至脖子，遠遠看來，就像有個新生嬰兒掛在她的左臉上，她的左眼早已失去應該要能見到光明與色彩的作用，世界就此暗了大半邊，她的人生也是，這一年她才二十八歲。

「文獻上從來沒有看過這麼大顆的臉部腫瘤……」這句話出自頭頸腫瘤專家，同時也是花蓮慈濟醫院副院長陳培榕的口中，顏惠美一聽就知道，此次跨國前來尋找希望的患者，爲醫療團隊帶來的，無疑是場艱鉅的挑戰。

嚇人的外觀，以平靜的心面對

「看到那顆腫瘤那麼大，說不害怕是騙人的。」顏惠美笑言，即使在醫院中見多了各種病症，但像琳琳這樣巨型的臉部腫瘤，所有的醫療志工都是第一次看見，那「串」腫瘤異常巨大，甚至還不斷的滲出血來。

根據在醫療會議上的敘述，那是一種名爲「皮膚纖維肉瘤」的惡性腫瘤，當時才二十八歲的琳琳在五年前發病之後，已經在當地接受四次的腫瘤切除與放射線治療，這一次再度復發，腫瘤彷彿是要報復她未經同意就將之切除，怒氣沖沖地在短時間內不停的增生、腫脹，最後腫瘤將她的左眼逼入永恆的黑暗，也將她推往命運的牆角。她的樂觀已經隨著一次次的治療逐漸散失，放棄的不只是她自己，還有當地的醫師，他們說這個病已經沒辦法醫治了，還說她會先失去視力，接著再失去生命。

專家都這麼說，她還能懷有希望嗎？她想放棄一切，直到父母的一句話：「妳的女兒還這麼小，難道妳不想看著她長大嗎？」

「但我又能怎麼辦？」不是她不想活，是眼下的醫療環境絲毫沒有治癒她的可能。

「慈濟志工說可以給臺灣的慈濟醫院評估看看。」父母告訴她，眼下臺灣的醫師正在謹慎評估，但根據志工傳回來的消息，似乎朝著可以前往臺灣一試的可能。

最後，他們啟程了，從馬來西亞搭機來台，顏惠美初見她時，覺得比照片上還要駭人，但豐足的經驗她得以完美的強裝鎮定，只是她擔心其他志工可能會做不到。「臉上帶著那個腫瘤整整兩年的時間，最後甚至足不出戶，今天她抱著希望而來，我們一定要給她很多的希望。」顏惠美與醫療志工團隊互相叮嚀彼此，哪怕是一個不經意的眼神，只要透露一絲的害怕、恐懼，都可能在琳琳極爲脆弱的心中留下永久的傷痕，「我們一定要用疼惜的心去看待她。」

志工頻繁的走往病房，看著她進行一項項的檢查，透過X光、電腦斷層掃描、全身正子電腦斷層造影，進以了解臉上腫瘤的血管分布及惡性腫瘤是否有轉移的情形。

每一次檢查的結果，志工與琳琳、琳琳父母一同屏息，迎接著無論是好或是壞的結果，幸運的是，幾乎每一次他們所聽到的答案，都沒有馬來西亞醫師宣告「沒救了」那麼令人難受。

「還好，腫瘤只局限在皮膚，癌細胞沒有轉移到顏面骨頭。」陳培榕露出鼓勵的笑容，告訴早已被疾病摧殘得虛弱無力的琳琳、不捨愛女受苦的父母以及因爲緊張而一臉嚴肅的志工，雖然手術過程中，因爲腫瘤過於巨大，出血狀況恐怕較難控制，但醫療團隊已經討論出最佳的優先順序，「我們先移除最下方遮住脖子的腫瘤，再使用血管帶束縛外頸動脈，藉此減少出血量。」

當陳培榕的腳步轉往其他病房，志工就像接力似的，一句接一句的要他們安心，「我們的醫療團隊爲了治療琳琳，跨科部召開許多次會議，一定會讓手術順順利利的。」

第一次的手術在預定的日子展開，歷經十三個鐘頭，在五個團隊的接力之下，終於移除將近兩公斤的腫瘤，並也使用左手臂、左大腿、左側鼠蹊部、右大腿等部位的皮瓣、口腔黏膜等，進以重建額頭、左臉頰、左眼結膜、右眼皮等部位的皮瓣。

手術很順利，但志工進加護病房時，心裡那顆沉重的石頭不僅沒有減輕，反而疊得更高、更重。琳琳臉上的腫瘤確實順利移除，但取而代之的，卻是一片黑色的肌膚，這個結果不在志工的預料之中。

「慘了！怎麼會這樣？」顏惠美看了心一驚，勉強維持臉上的笑容，並不斷在內心鼓勵著自己必須保持樂觀，她告訴琳琳爸媽：「之後還會有一些手術跟治療，我們會煮些餐點過來，讓琳琳換換口味，也讓她有多點力氣應付日後的療程。」

話說得有朝氣，但在輕聲退出病房後，顏惠美遇到整形外科的李俊達醫師，不禁趕緊開口問：「李醫師，我剛剛去看了琳琳……」

見顏惠美難得一臉焦急，李俊達心底大概明瞭她的憂慮從何而來，但還是有禮的讓她把話說。

「原本腫瘤覆蓋的地方，變成一片黑黑的皮膚，這是怎麼一回事呢？」顏惠美心中有不少的憂慮，她並不擔心自家醫師會出錯，只怕是否有什麼併發症或後遺症。

「顏師姊，你放心，過一陣子就會恢復成原本皮膚的顏色。」見顏惠美鬆一口氣，李俊達於是提出心中的不情之請，「過一陣子她應該就能轉回普通病房了，緊接而來還有幾次的手術，她必須要有足夠的營養應對，屆時再麻煩你們志工多多照顧了。」

這一次開口讓對方心安的，換成了顏惠美，「這有什麼問題！我們早就準備好了！」

接下來的三個月，琳琳不斷的在病房與手術室之間往返，她重建左眼下眼瞼時，志工爲她準備配料豐盛的烏龍麵與味噌湯，當她又進入手術室進行左眼皮開眼與縫合，志工又帶炒米粉與玉米濃湯給她。

直至此時，她的體力早已好轉大半，幾乎也能將每次志工端去的餐食淨空，她感激地問：「師姊，每次都讓妳們煮過來，眞的很謝謝你們，也很不好意思。」

「醫院的餐食營養又健康，但在菜色的調配上比較固定。」顏惠美溫柔地告訴她，在慈濟醫院的日子還有好長一段時間，這些餐食的變化，除了是志工的心意，還有另一番目的，「我們希望可以讓你有所期待，期待著明天可以吃到什麼美味的餐點呢？而不是每天都在擔心又要做什麼手術、治療。」

點滴受惠，化為竹筒回報

整整三個月的時間，歷經八次手術，腫瘤成功移除，臉部的重建手術也已經展開收尾的動作，然而長年腫瘤壓迫所帶來的手腳痲痺問題，並沒有隨著腫瘤移除而消失。慈濟醫院於是也爲琳琳展開中西醫合療。慈濟醫院始終認爲中醫與西醫不應在各自的專科領域中劃地自限，在兩相結合之下，才能爲患者帶來更多醫治的可能性，因此陸續在復健科、放射腫瘤科、風濕免疫科以及婦女疾病、水腦、巴金森、創傷症候群、失智以及腦中風等疾病，提供中西醫合療門診，另一方面也在急診室成立「中西醫合療專區」。

對於琳琳的狀況，慈濟醫院由西醫團隊持續針對腫瘤與臉部重建進行診治，並由中醫團隊加入針灸治療，透過腕踝針療法協助肢體動作的復原。

醫療團隊不斷的在爲她的疾病想方設法，另一方的醫療志工團隊也沒停下手邊的工作，每一天都在腦力激盪，思索著今天該爲琳琳的餐食加些什麼菜？

這一天，由顏惠美發揮創意，取來厚片白吐司，並疊上蔬菜與菇類，最後再灑上一層乳酪絲，推入進烤箱烘烤十分鐘，等待乳酪絲軟化並烤得焦黃噴香，簡單美味的吐司 PIZZA 就完成了！

由於料理簡單，因此這一次她多做幾個，也想讓辛苦陪伴的琳琳父母一起品嚐。「這也太好吃了！」這道西式的餐點，獲得兩位老人家高聲的讚嘆，急急的問著：「師姊，這是怎麼做的，可以教我們嗎？」

「作法很簡單！」顏惠美細心的將步驟與食材逐一講清楚，看著這三個月來，這個家庭在異地臺灣與疾病奮戰，她知道，他們全都想家了，她輕撫琳琳的臂膀，告訴她：「再撐一段時間，很快就可以回家了，回去之後，你可以烤給你女兒吃。」

琳琳笑了，她告訴顏惠美，方才醫師來病房時，已經告訴她可以出院的日期，就在不久後。

「師姊，我有個東西要給你。」她邊說，邊請父母替她從櫃子裡取來一支竹筒，這是她入院沒多久時顏惠美給她的，告訴她慈濟從一天存五毛錢開始濟貧的工作，這個故事沒有隨著腫瘤消失，反而深刻在她的腦海中。

她將竹筒還給顏惠美時，原本輕盈的竹筒變得沉甸甸的，「這是我在住院時間，每天投下的愛心，希望師姊可以幫我們把這筆錢捐出去，幫助更多有需要的人。」

不久後，琳琳帶著輕盈的臉龐坐上返回馬來西亞的班機，回國之後，她傳來照片與訊息告訴醫療志工，女兒很喜歡吃她烤的吐司PIZZA，而此時此刻，醫療志工也正在迎接來自國際的患者，他們的疾病普遍嚴重，經濟卻不怎麼寬裕，醫療支出由愛心人士及當地慈濟志工點滴支持，募款不足之處，醫院也會設法協助，其中也有一分愛，來自琳琳所留下的竹筒。

第十九章　軟體中的軟體

醫院興建落成之前，每當遇見急需醫療的個案，委員總是伴著、陪著，有時還索性在住院期間隨身照顧，他們陪著許多人躺著進醫院，也陪著許多人步履穩健的走回家中。

「病，是三分身體，七分心理。」長年來，陪伴貧苦個案四出奔波就醫，證嚴法師在委員的身上看見了足以療癒心靈的力量，「身體那三分靠醫療，至於心理的七分，就要仰賴志工發揮良能。志工，是醫院『軟體中的軟體』。」

他們的靈魂早已深感疲憊，因爲長年霸占他們身軀的疾病始終不肯自行離去，那些疾病蠻橫霸道，像極了嗅聞到鮮血味的血蛭，緊緊抓住他們的身體不放，直到虛弱、變形，直到抽離靈魂的身軀變得輕盈，才會心不甘情不願跟著他們的身軀入土吧！

自從成功爲連體嬰執行分割手術之後，跨海尋求慈濟醫院解決疑難雜症的病人紛來沓至，這些國際醫療病患的病症各自不同，但同樣是在身處絕望之下來臺找尋一絲希望。這個決定是他們爲自己不堪的人生作的最後的一場搏鬥，使盡全力，若失敗了，就當是雖敗猶榮。

他們的信心始終不夠多，得由醫療志工跟隨在旁，不時添加象徵信心的柴火，願這點滴的鼓勵，能在他們的心中點燃一盆溫暖的爐火，懷抱著希望與體力走到療程的最後。

但這並不容易，尤其像陳團治所面臨的難解困境，慈濟醫院跨科部團隊甚至得大手一揮，設下長達十個月的療程計畫。

陳團治患有「極重度先天性膝反曲」，雙腳不僅不能如正常人般直立站挺，反而從膝蓋處向前反轉，從側邊看來像極了英文字母L，平常走路只能勉強的用膝蓋行走，她的腳掌永遠都在她視線的前方，從未好好的接觸過土地。

她從出生後，一雙腳掌未曾感受過被太陽曬得熱烘烘的泥巴地，也無法踩在扎得令人發癢的青草地上，承擔起腳掌應當撐起的任務，永遠都是她的膝蓋，痛得難以向前時，就以手掌輔助出力。

上天彷彿認爲如此還不足以淬鍊她的心智，還給了她續發性的踝關節馬蹄足變形的苦痛。

二十六年來，她在分秒不曾間斷的刺痛中生活，也在衆人的異樣眼光中度過，有些眼光不懷好意，有些則投來遺憾與惋惜，但這些都不是她需要的，她只想讓人正常看待。

陳團治的願望很卑微，但卻從來沒有實現過，一如她那一雙腳，也從來沒有醫師敢向她承諾能夠幫助她恢復正常，除了陳英和。

漫長治療時程，全天候的啦啦隊

「這是我在行醫生涯中第一次見到那麼複雜的病症。」在陳團治來臺之前的跨科部會議，執醫超過三十年的骨科醫師陳英和低著頭翻開手邊的資料，密密麻麻都是字，但那疊資料卻沒想像中的厚，「像陳團治這樣極重度先天性膝反曲的患者非常的罕見，就我查到的文獻，全世界也只有兩例類似的手術病案報告。」

他揪緊的眉心早已預告了這場會議進行的時間將會極爲漫長，由於治療計畫相當複雜，要討論的事情並不少，很多人會開口說話、提出意見，唯獨在會議桌一角的那群人特別安靜，但也特別認眞。

「在患者來臺之前，我們會跟醫療團隊開會前會，其實大部分時間我們都聽不懂醫生在講什麼。」顏惠美坦言，在會議上能讓他們振筆疾書的，是聽到患者的背景、病況以及治療時間，「我們必須要有概念，尤其是他們來到醫院之後，需要奮鬥多久。」

診療的時間對患者而言，每一天都是難以下嚥的苦藥，對醫療志工而言，每一天卻也是他們必須得臨機應變的挑戰，即使挑戰的內容有時看來並不特別嚴重，但處處都在考驗著他們是否有足夠的耐心與細心。

「陳團治在手術後因爲麻醉的關係，吐了幾次。」在醫院接受各專科醫師上課講解，醫療志工大多知道噁心與嘔吐都是手術後最常見的併發症，顏惠美一臉不捨，直說即便明白這是正常會有的反應，但她也明白術後的噁心嘔吐所帶來的不適感，隨著每一滴口水的吞吐，無疑也是在加深身心的負荷。

此時此刻，他們能做的，就是扮演稱職的啦啦隊。

「沒關係！吐一吐肚子才會餓，正好可以空出胃的空間來吃點好吃的，妳想吃什麼？師姑煮給你吃！」

見陳團治只能露出勉強的笑容，顏惠美轉身詢問陪伴她來臺治療的母親，「她有特別喜歡吃的食物嗎？」

這突如其來的一問，把這位跟著女兒一起揪緊眉頭的母親從憂心的漩渦中拉來，她如夢初醒的重複著顏惠美的話，低聲呢喃了幾句，才終於讓自己混沌的腦袋有些清醒，「她喜歡……她喜歡吃我們廈門的麵線。」

這個回答，反倒讓顏惠美陷入苦思，「廈門的麵線跟臺灣的麵線長得不一樣嗎？」「不一樣。」陳團治的母親在胸前試圖比出一個模樣，發現有些徒勞無功後，索性解釋的清楚些，「廈門的麵線比較細，臺灣我也不知道哪裡可以買得到……」

「那這次我們先吃臺灣的，至於廈門的麵線……」顏惠美彎下腰，親切的將臉靠近陳團治的臉邊，距離近到可以聞到她剛剛嘔吐的酸味，「師姑來想辦法，妳也要堅強喔！」

女孩點點頭，露出虛弱的笑容。顏惠美將這個笑容記在腦海裡，任由記憶鞭策她去進行一項尤其困難的任務——尋找廈門麵線。

但她並非苦無辦法，她手邊正好有留下長年在廈門關心照顧著陳團治的那位慈濟志工的聯繫方式，越洋電話的撥打沒有太過困難，電話也很快就被接通，對方先是急急的問她手術過程都順利嗎？孩子會痛嗎？知道陳團治想念家鄉味，二話不說便告訴顏惠美：「我把這裡的工作都交代一下，我送過去！」

「爲了這些麵線，妳要特地搭飛機過來臺灣一趟？」顏惠美趕緊阻止她：「不用跑這一趟，妳寄過來就可以了。」

「我當然要過去。」對方的笑很輕鬆，就像陳團治剛被鬆綁的雙腿，「我也想去看看她。」

「就這樣，一個禮拜之後，果然就連人帶著麵條，直送到女孩的病房。」顏惠美至今都還忘不了陳團治臉上那又驚又喜的表情，彷彿看見了自己已經如一般人般在正常行走。

艱辛的治療與復健，重掌人生光明燈

「記得幫她準備幾條短褲，我怕她在練習走路時，穿著醫院的病人服可能會曝光。」陳英和醫師的貼心叮嚀，處處都是爲了讓這個令人不捨的女孩能少受些苦與罪。

這段時間以來，醫療團隊陸續爲陳團治的雙膝、雙踝等四個關節進行七次手術，每一次都是無比的艱辛，隨著手術一次次的完成，陳團治挺過了雙膝切骨矯正手術、踝關節切骨矯正手術、腱Z形延長術及異體肌腱移植補強。

手術後的她，從原有的九十三公分，瞬間變成一百二十八公分，之於同齡的年輕人而言，她這樣的個頭或許仍顯得嬌小，但對她來說，已經是巨人的象徵。而她這一路走來的痛苦與艱辛，看在志工眼底，無疑也是強大的表現。

「治療過程中再怎麼不舒服、再怎麼辛苦，她都忍下來，不喊痛，也不哭。」垂下眼，顏惠美露出一臉的慈愛，「有時候，我們這群志工反而會希望她可以喊出來，眞的是太勇敢，勇敢到讓我們很心疼。」

手術過程艱辛，而醫師叮嚀志工協助購買褲子的這項請託，背後意涵也象徵著陳團治的手術已經近乎完成，緊接而來的是漫長的復健時間。

「這是她療程的下一步，終於到了這一步。」顏惠美知道，這一步之後，就是陳團治能「腳踏實地」過日子的時候了，但也是艱辛復健的開始。

她在賣場的貨架旁來來回回走過好幾次，一邊揣度著：「現在的孩子都流行穿什麼衣服呢？」一邊想起陳團治的母親告訴過他們的往事，那是有關女孩剛出生時的模樣，以及家人糾結難解的決定。

「她出生的時候，兩隻腳是跨在肩頭上的，把大家都嚇壞了。」當時她萬萬也沒想到，才剛從生產的痛苦中解脫，又要跳入另一個痛苦的深淵，「其他長輩一度想把她丟在山上自生自滅……」

「後來是我捨不得，這才把她留下來；再怎樣她也是我生的，今生不養，來生還是會再做我的孩子。」在這個決定之後，全家人都動了起來，希望能替女孩找到最可靠的治療方式，試圖翻轉她的一雙腳，也翻轉一家子的命運。

只可惜命運似乎只想與她們遙遙相望，哀傷爬上了母親的臉，「帶她去就醫，醫生說她還太小不能治療，結果到了十歲，又說她太大，已經沒希望了。」

顏惠美一邊挑著褲裙，不止一次的想著那個告訴她這個故事的女人，在撫養這孩子的每一天裡，都是以什麼樣的心情在爲這個孩子挑褲子？

「不管了，放在貨架最前面的，應該就是最流行的款式吧！」最後顏惠美放下糾結，選了兩條放在貨架上最前面的褲裙，就像陳團治的母親最後依舊不放棄希望，帶著女兒一步步走往未來人生的每一步，她們走出家門，走到臺灣，也走進慈濟醫院。

褲裙順利的買回去了，顏惠美還貼心的買最小號的尺寸，但套在陳團治纖細的下半身仍然過於寬鬆，於是她拿出針線，一針一針就著陳團治的腰圍、腿形細細縫補，在此同時，慈濟醫院的骨科團隊與復健團隊也攜手同行，爲陳團治量身規劃復健課程。

他們先協助讓她能站立起來，雙腳平貼地面，再輔以學步機、四腳枴、腋下枴等，讓她學習行走，最後慢慢的進展到爬樓梯。

過程中，醫療志工寸步不離的陪著陳團治，當她咬著牙、忍著淚跨出步伐時，他們也跟著咬著牙、忍著淚，在一旁鼓勵加油，並時刻留意她是否會突然倒下，他們要趕緊上前抱著她，因爲他們實在不想再讓這孩子承受痛苦了。

他們看著醫師牽著她的手，陪著陳團治第一次站起來，也陪著她用腳掌跨出人生第一步，甚至陪著她踏上了最困難的第一階樓梯，志工滿心感動。

一個月又接著一個月，他們終於能放開牽著的手，欣慰的看她愈走愈穩健。十個月很漫長，但在情感逐步停的堆疊積累之下，當離別那一刻到來，卻顯得無比短暫。

二〇一四年三月，在即將入春的季節，陳團治彎著一雙腳來到慈濟醫院，當春天離去，秋天又將夏天的棒子轉交給冬天，二〇一五年一月慈濟醫院的大門口走出的患者之一，有陳團治的身影，但這一回，她不再使用她過去二十六年人生所慣用的膝蓋，而是用筆直的雙腳跨出門檻。

第二十章　守護生命的磐石

在花蓮興建一所設備完全的醫院，證嚴法師數度表示，慈濟醫院不為名，也不為利，不以經濟價值作評估，而是以生命價值作為考量，期待能搶救更多人命，提升花東地區的醫療品質。

對於醫院中的醫護、工作人員以及志工，他心裡的寄盼同樣懇切，「我希望醫院裡的每一個人都能落實佛陀慈、悲、喜、捨的理念照顧病患，成為守護生命的磐石。」

他覺得自己就像一個死人，不僅身體死了，心也死了，只有胸膛的起伏以及溫熱的鼻息不斷在提醒自己，他還活在這個令人厭惡的世界，還活在這副令人唾棄的身體裡面。

十二歲以前，他還是好好的，會跑、會跳，還能直挺挺的站著，就像一隻昂首挺立的紅鶴，站得再久，背也不會駝。

後來他身體開始隱隱作痛，是從哪裡開始的？好像是膝蓋？還是手肘？他已經忘了，因爲當時很多地方都在痛。父母帶他四處求醫，但無論吃下多少藥，看過多少名醫，他的背更駝了，腰也彎得更低了，最後他就像是那個年代最盛行的摺疊手機，胸口與大腿貼合，只要站著，睜開眼看到的，永遠是地板。

同學在他還不那麼嚴重的時候，不斷的拿他奇異的姿勢大開玩笑，有人會勸慰他：「他們只是在開玩笑。」但他相信，有人是眞心的想用言語造成他的傷害，一句所謂的玩笑話，就像一根針狠狠的刺往他的心口，當心臟布滿細針時，他選擇用最原始的方式保護自己。

每當看到家人以外的人，他會用自己那一雙長手臂把這副脆弱的身體緊緊抱住，讓整張臉埋在兩膝中間，這並不難，因爲他的頭離膝蓋非常的近。

「曉東，志工來看你囉！」媽媽盡可能讓自己的口氣顯得朝氣十足，但他聽得出來，媽媽的語氣中藏不住畏怯，因爲知道他會生氣。

他確實很想生氣，媽媽明知道他不想見客，卻還是讓這群叫做慈濟志工的人來家裡探望他。他不需要關心，他只想關在自己的世界裡，因為在那裡，不會有人傷害他，即使那裡充滿憤怒，但至少還是他的避風港。

隨著慈濟志工走入屋子，還有一位長年都在關心著自己的在地官員，印象中，他已經來了七次，還帶著慈濟志工來，之後志工甚至在他家安裝大愛台，讓他先藉由電視節目了解何謂慈濟人。

「曉東，我們帶來兩個禮物給你。」這是慈濟志工第九次的來訪。

他早有耳聞這群人濟貧救病，街頭巷尾很多人都是他們關心的對象，但走進曉東的家是第一次，他一點也不好奇志工帶什麼禮物給他，他不需要，只希望他們趕緊離開。

但禮物還是在他靜默的抗議中，悄悄的遞到他眼前。曉東將雙膝稍稍打開，不著痕跡的露出一條小縫偷看，那是一頂帽子，旁邊還躺著一副墨鏡。

「我們知道你不想見客，但也別讓自己躲得那麼辛苦，戴上墨鏡跟帽子，我們不僅看不清你，你還能舒服一點。」志工說著話的同時，曉東很感激他們沒有悄悄的想要接近他。

於是曉東開始對他們產生好感，即使每次上門，他仍然不開口，但每一次都稍微放下一些防備。

「我們慈濟在臺灣有醫院，治療過不少像你這樣疾病的患者，要不要去臺灣治療看看？」志工沒有太靠近曉東，他們知道曉東不喜歡，於是保持適當的距離，盡可能讓自己說得話更清楚些，「如果你願意，讓我們拍幾張照片、錄幾段影片給臺灣的醫生評估看看好嗎？」

面對壞脾氣，以柔克剛

不久之後，曉東在志工與母親的陪同下來到慈濟醫院，負責爲他診治的醫師是骨科的陳英和。

面對類似的僵直性脊椎炎，陳英和有兩百多例手術的經驗，即使曉東的病狀是他所見過最嚴重的案例，但在與骨科團隊的幾經討論之下，仍然認爲有改善的可能。

曉東入院之後，首先面臨的挑戰是檢查，由於他的身體幾乎呈現對摺的樣貌，若以傳統X光的照射，骨骼影像就會重疊，影像醫學部放射師最後決定讓他多拍幾張，或坐、或站、或躺，以求拍攝的片子得以周全；而在拍攝電腦斷層時，放射師也花了一些時間，才終於讓他的身體能順利的送到機器內。

從檢查開始，就宣告著曉東治療困難。入夜後，陳英和才剛在臺北結束一場許久之前就預定的手術，顧不得疲憊，在手術後馬上趕回花蓮，並來到病房探望曉東，他細心的告訴曉東與媽媽，整個醫療計畫會是如何進行。

醫療志工自然也在現場，其中也包含顏惠美。

顏惠美從來沒有那麼生氣過，讓她抖然升起怒意的對象正是曉東！

一走出病房，她忍不住向陳英和抱怨：「這孩子眞的是太沒有禮貌了，你那麼辛苦趕回來，結果他剛剛對你這樣愛理不理，別說打招呼了，連個好臉色都沒有！」

顏惠美平時總是笑臉迎人，修養極好，難得見她這般動怒，陳英和反而覺得有趣，但也沒忘記提點她：「你要想，他十幾年來是怎麼忍受外界的眼光活到現在的？我們要給他一點時間。」

「一語驚醒夢中人，當下我眞的覺得自己很汗顏。」顏惠美感佩的表示，陳英和不僅在醫術上了得，在對待病人時，始終保持謙和，時時站在病人的角度著想，反觀自己，即使被譽爲是醫療志工的老兵，但要學的還是很多，「我很感謝，身邊都是善知識。」

面對曉東的壞脾氣以及拒人於千里之外，醫療志工雖然時常感到氣餒，但也彼此相互打氣，陪伴上更是出盡奇招。

爲了讓曉東發洩長年所累積的不滿與怨氣，其中一位志工更親手設計名爲「憤怒鳥」的教具，告訴曉東，只要他心情不好，就可以拉拉憤怒鳥，讓自己的壞情緒跟著憤怒了一起拋飛，「希望你趕快拋開這些壞情緒，成為一隻快樂鳥。」

在志工的陪伴之下，曉東見漸漸扯開許久未言的沙啞喉嚨，即使說的話不多，但至少不會在聽見房門被打開時，就把自己的臉轉開。甚至也在陳英和巡房時，與醫師說上幾句話。

「曉東，你總共要動五次手術。」陳英和細數，其中兩次是寬關節手術，而有三次則是脊椎手術，「每一次手術，你都可以感受到手術帶來的進步。」

曉東難得抬起臉，即使墨鏡依舊掛在他的臉上，但現場所有人都清楚，在鏡片後的那一雙眼有著期待，「手術之後，我就可以平躺在床上了嗎？」

大男孩難得開口，讓現場的人不禁露出寬慰的笑容，包含陳英和，他傾身向前，向他保證：「當然可以。你會害怕開刀嗎？」

曉東搖搖頭，「不怕，我沒問題的。」

出盡奇招，協助積極復健

手術一次又一次的在預定的日期中執行，而曉東的身軀也漸漸變得筆直，然而即使他熬得過手術後的疼痛，但受不了每次復健所帶來的拉扯與悶痛，好幾次甚至痛到對著復健師破口大罵！甚至撂下了不願再復健的狠話。

爲了能帶著他復健，廈門志工特地爲他請來一位看護，結果看護卻因爲忍受不了他的壞脾氣，僅僅才一天就憤而求去，所幸另一位慈濟師兄自動請纓，雖然也天天被曉東惡言相向，卻一點也不放在心上。

「他是因爲痛，所以脾氣才差，我不在意。」陪伴的慈濟志工憂心的是，曉東的復健不能中斷，否則一切都會前功盡棄。

他的憂慮，醫療團隊也同感苦惱，於是醫療團隊再度召開會議，這一次除了討論復健進度，還有誠懇的託付，「醫療志工，要拜託你們想想辦法了，不然之前的治療都枉費了。」

距離曉東出院回廈門的日子，只有十二天，這尤其關鍵的十二天，關係著出院後曉東的恢復狀況。

會議結束後，顏惠美沿著走道往前走，正當她在猶豫要先回社服室，還是要先去病房探望曉東，在大樓與大樓之間的連通道上，看見了坐在窗邊打電動的曉東。

顏惠美朝著他走過去，曉東見到她只是點點頭，接著又將思緒集中在他的手機上。

但對顏惠美來說，這樣的回應比起他剛入院時不願見人、抬起眼就是憤怒的模樣，已經親民多了。

「聽說你要回家了？」顏惠美試探性的開口問。

「對，終於可以回家了。」

「那你回家之後，想不想要有零用錢？」顏惠美問著的同時，心裡已經有個周全的計畫。

曉東終於放棄他手上正在進行的遊戲，抬起眼，悶悶的說：「當然想，但我又不會賺錢，怎麼可能有零用錢。」他知道，家裡經濟也不夠寬裕，之前爲了醫治他的病，幾乎要散盡家產。

「距離你離開臺灣還有十二天，我請你去打工，以臺灣一小時一百元的時薪計算，你有興趣嗎？」

顏惠美打從一開口提議就知道，她不會被拒絕，果然在話才剛說完不久，馬上就迎來一個熱切的「好」字。

「扣掉假日跟交通往返那天，等於你還有八天可以打工，工作的內容很簡單，甚至不必走出醫院，那就是做完每個單元的復健。」即使沒有拿出計算機，顏惠美知道曉東已經在內心一筆一筆的計算著，但她也算給曉東聽，「我知道你一次復健大約要一個半鐘頭，等於你一天就可以賺到一百五十元，這八天就可以賺到一千兩百元，如何？」

「當然好！」

曉東的爽朗應允表現在他的行動上，當天既沒人催也沒人帶，時間一到就準時出現在復健室裡，顏惠美也算準了他五點可以「下工」，提早在四點五十五分就來到復健室「探班」。

「今天，你打了什麼工？」

面對顏惠美的提問，曉東就像是個深怕老闆誤認他偷懶的員工，一樣一樣的指著，後來指向其中一臺復健機器，露出滿臉的嫌惡，「這一臺，我不喜歡，這個上拉的動作真的好痛！」

「是嗎？那我來試試看！」顏惠美在徵求復健師的同意下，試著將雙手向上一勾，假裝挫敗的說：「師姑我只能拉到最下面，上面的太高了，這項復健真的好困難。曉東？不如我們來比賽，看看誰先摸得到上面！」

突如其來的挑戰提議，激起了大男孩的好勝心，他吃力的要把手往上攀，努力了好幾次，終於成功的摸到最上面橫桿！這是他這天復健時一直都達不到的成就。

除了把復健變成遊戲，顏惠美也在復健時間之外，帶著曉東跟他的母親到醫院旁的靜思堂散步，在來到一段坡度甚緩的上坡路時，她腦中靈機一動，提議：「曉東，一直以來都是媽媽在幫你推輪椅，媽媽累了，今天就由你來幫媽媽推輪椅好嗎？」

大男孩沒有多想，自己下了輪椅，並讓媽媽坐上去，來到上坡路段尤其吃力，但為了不讓顏惠美看笑話，堅持一步步的要推到原本討論好的地點。途中，經過一尊塑像，塑像裡的人駝著背，顏惠美指著塑像，告訴曉東：「你看這尊塑像，是不是似曾相識？」

「這是以前的你。」顏惠美直言：「醫療團隊用盡心思終於把你給拉直了，你若不好好復健，很有可能再變回這個樣子。」

聽著，曉東沒有說話，寡言一向是他拒絕外界的武器，但隨之而來的行動，讓顏惠美知道，現在的曉東不說話不是因爲生氣，而是在自省——當他們來到蓮花池旁，要請媽媽下輪椅時，曉東卻堅持讓媽媽再坐一會兒，「沒關係，我還可以再推一下子。」

十二天後，當曉東挺直腰桿步出慈濟醫院大門時，在門口歡送他離去的陳英和不禁好奇的問顏惠美：「你們志工究竟是用了什麼辦法，讓他這段時間那麼積極的復健？」

顏惠美抬起眼看看這位她心中的好醫師，決定調皮的賣個關子，「這是我們私藏的絕招！」

第二十一章　止病才能防貧

訪貧的工作日復一日，也讓證嚴法師體悟到，病，是貧窮的根源，要救貧，唯有從「根」救起，唯有止病才能防貧。既要濟貧，就不能只救一時，而是要救到底。

他認為，慈濟功德會所能濟貧的費用都是仰賴捐助，如果善款中斷，那麼這些長期扶助的民眾該何去何從？尤其他們的年紀愈來愈大，如果生病了，又該如何生活？於是他心有所感的告訴弟子：「如果有了醫院，即使有朝一日我不在了，醫院還是可以繼續營運，讓慈濟助人的理念繼續延續。」

「媽媽……」這是他從麻醉醒來之後所說的第一句話，可惜他眼前那麼多的人裡面，沒有一位是他的媽媽。

手術過程相當的漫長，醫療團隊爲他進行腦室腹腔引流術，先將腦積水排出，之後再透過顯微手術替他進行顱底的重建，那顆在他出生時就與他形影不離長達十八年的腫瘤，終於就此鬆開它的爪、它的牙，讓他得以自在的活，也終於盼得些許從未有過的自信。

因爲先天性腦組織缺損造成「腦及腦膜膨出」，哈米迪在出生的時候，鼻頭上的腫瘤早已生成，在他來到人世間發出第一聲啼哭時，就注定要被這顆腫瘤剝奪美好的未來人生。

但在這場艱困的手術之後，一切都會變得不同。

那一年，他已經是一個十六歲的青少年了，社會禮節不是不懂，他明明知道自己在醒來時應該要先感謝醫師的，可是在如此虛弱、疼痛的時刻，他好需要母親在一旁，撫著他的頭，用輕柔的聲音告訴他：「孩子，沒事了。」

可是媽媽沒有跟著來臺灣，因爲她還要在印尼那座名爲民丹的小島上照顧弟弟妹妹，陪他來臺灣的只有爸爸。

他的眼前有一張張熱切的臉，有他的爸爸，爲他治療的醫師，還有臺灣的媽媽們，翻譯告訴他，這群臺灣的媽媽名字都一樣，叫做志工。

他知道大家都在等著他說自己很好，可是他說不出口，他並不好，他又痛又難受，而且他非常想念媽媽。

尋找熟悉的身影，尋找熟悉的味道

「師姊，你想想辦法吧！」加護病房的主任見哈米迪因為思念母親而悶悶不樂，一顆心也緊緊揪著，「他吃得極少，這樣不行的，手術固然很順利，但沒有充足的養分，就會影響傷口的恢復。」

「好，我來想辦法。」身為醫療志工，顏惠美對於五花八門的任務內容早已習慣，哈米迪的思念，解方很清楚。

她趕緊聯繫長年在當地關懷哈米迪一家的慈濟志工，請他寄來哈米迪母親的照片，另一方面，也請託即將飛往印尼拍攝採訪的大愛電視同仁，若能順道而行，就幫忙去一趟哈米迪的家，並用錄影的方式，請哈米迪的媽媽說幾句鼓勵、加油打氣的話。

照片先寄回來，哈米迪看著媽媽那被鎖進照片裡的身影，終於露出難得的笑容，但顏惠美知道，面對這個任務，她還沒有拿到成功的獎牌。所幸大愛電視的同仁很快就將影片回傳過來，隨之而來的，還有一件女性的衣裳。

「你一定要忍耐，多吃一點飯。」影片中的女人相當瘦小，黝黑的臉龐卻微微在發亮，因爲她知道，自己的孩子正在臺灣與命運搏鬥，並即將要獲得勝利，她必須給孩子勇氣，這是身爲人母，她所能給的全部，「你要讓身體趕快恢復健康，媽媽在家，在家等著你回來。」

影片結束之後，哈米迪喃喃的說著：「媽媽，掰掰。」思念之情看似暫得緩解，但顏惠美決定趁勝追擊，她拿出一件衣裳，哈米迪一看就知道那是母親的衣服。

「媽媽特別交代，如果你想念她，就把這件衣服套在身上。」她看見孩子的雙眼閃閃發光，拿起衣服靠著鼻翼，小心翼翼的嗅著、聞著，他渴望母親的味道，卻也怕太過貪婪、吸得太多，媽媽的味道會因此而消散。

母親的出現，稍微提振哈米迪的胃口，但主治醫師卻還是在每一回巡房時，輕聲嘆息。

「哈米迪如果不多吃點飯，鼻胃管就不能拔。」這一回，請求顏惠美再想想辦法的，換成主治醫師，「師姊，拜託妳們想想辦法了！」

那幾日顏惠美正巧要到臺北開會，想著臺北車站二樓有專賣印尼食品的店，於是決定繞過去看看。即使在慈濟醫院建院時就常住花蓮，但身爲一個臺北人，顏惠美依舊能熟門熟路得找到方向，她知道，這裡的老闆一定會熱情的告訴她有關印尼在地的家鄉味會是什麼滋味。

「是個十六歲的年輕人嗎？那他一定會喜歡印尼泡麵。」果不其然，擅做生意的印尼老闆操著一口流利的中文，毫不費力就在店內的一角搬來一箱泡麵，「記得先用熱水燙過，之後再加一些菜下去炒。」

老闆把泡麵往櫃臺一放，轉過身去又拿來一瓶辣椒與一瓶醬油，「最後記得要加這兩種調味料，別說年輕人，只要是印尼人，一定都抵擋不了這一味！」

扛著一箱泡麵、一瓶辣椒與一罐醬油，顏惠美回花蓮的行李變得沉甸甸，但她的心卻很輕盈，一回到花蓮馬上就進到廚房，趁著記憶猶新，將印尼店老闆教得料理方法依樣畫葫蘆的演練一遍，最後再將熱騰騰的成品帶到哈米迪的病房中。

「結果他真的就一口接一口的吃，完全停不下來。」時隔多年，顏惠美還記得當時看哈米迪吃得那麼香，自己也忍不住偷嚐了一口，但就這一口，她再也不碰了。她扮了個鬼臉，「不是臺灣人的口味，我不覺得好吃……」

但這一口，也讓顏惠美茅塞頓開，日後她在與醫療志工分享時，不時的會舉出此例，「我們常常會想要煮好吃的食物給病人加菜，但其實都是以我們自己認為好吃的想法去煮，但這些來自海外的病患，他們的口味一定跟臺灣不一樣，我們得更細心留意，免得在廚房流一身汗，卻完全沒把病人給養胖！」

鬼門關前搶救，幸運降臨

就著一箱印尼泡麵，顏惠美成功的將哈米迪給養胖了。但困境就像巨大的黑洞，哈米迪生命猶如一罐得之不易的蜜糖，它不願意就此收手。

一天，院內的廣播聲急急的響起，不斷的急促喊著「綠色九號」，隨著這個象徵急救的院內代碼一起被廣播的，還有哈米迪的病房號碼。

人在辦公室的顏惠美一聽，三步併兩步的往哈米迪的病房跑去，來到加護病房所處的二樓，她前面還有其他人在跑，是醫生、護理師，還有哈米迪的父親以及隨身翻譯。

病房裡正在搶救，他們只能在忙亂中勉強得到簡單的訊息，據說是敗血症。搶救過程中，志工與家屬不得入內，於是顏惠美便拉著焦急的哈米迪父親往一旁的佛堂去。

哈米迪的父親跪在佛堂一角，以印尼語虔誠的向他的阿拉祈求，而顏惠美也面對著佛堂中央的木雕觀世音菩薩跪了下來。「菩薩，這個孩子是從國外來的，好不容易手術都成功順利了，但是現在因爲敗血症正在急救，請您保佑醫生能夠對症下藥，讓他能夠安康回家。」

在相同的空間裡，他們以各自的方法祈求，不一會兒，來自諸神的祝福從天降臨。「好消息很快就來了。」那一日的心驚膽戰，顏惠美至今仍然記得她心臟的鼓動是那麼急、那麼快，又那麼的大聲，「當時感染科的王立信副院長來告訴我們，哈米迪已經恢復生命跡象，說他們所使用的抗生素產生了作用。」

好消息沒有在第一時間就讓她的心臟搏動緩下來，她相信哈米迪的父親也是，於是透過翻譯，邀約這個身心磨難不斷的父親到附近的靜思堂走一走，「現在還不是訪客時間，我們知道孩子救回來就好，我帶你去附近走走，等到下午六點再回來看孩子。」

幾乎是用半攙扶的方式，哈米迪的父親才勉強能夠走出小佛堂。顏惠美帶著他走往靜思堂，一走入那靜謐和諧的空間，哈米迪的父親瞬間一跪，這一回，他跪的對象不是阿拉，而是佛陀。

「他不斷的感謝、禱告，感謝醫護團隊拚命搶救，救了他孩子一命。」那一刻，跨越宗教的感動，成爲一股穩定的力量，沉甸甸地壓在顏惠美的心頭，也才終於讓她的心恢復平靜。

風雨飄搖中，找尋孩子的父親

「師姊，孩子很害怕，可不可以請他爸爸過來陪陪他？」電話那一頭，護理師已經盡量扯開嗓子大聲說話，但話筒這一頭的顏惠美還是聽得很吃力。強烈颱風朝著花東地區席捲而來，帶來劇烈的雨勢與強風，讓她身後的一扇窗被狂風敲得乒砰作響。

護理師說，窗戶的震動讓哈米迪遲遲無法安心入眠，最後甚至因爲恐懼而忍不住發抖哭泣。

「翻譯呢？」顏惠美一向也都仰賴翻譯的協助，才能與哈米迪的父親溝通無礙，這位翻譯很年輕，同樣也是來自印尼的孩子，目前正在慈濟大學就讀。

「翻譯有打電話給哈米迪的父親了，可是他都沒有接電話。」護理師拜託顏惠美幫幫忙，到哈米迪父親暫住的房子請他過來，「外面風雨太大了，翻譯去不了，是不是可以麻煩師姊過去一趟？」

說話的聲音愈來愈微弱，護理師心知肚明，自己的一番請求有些莽撞，也有些不得體，畢竟外頭風強雨大，要出門實在不容易，但聽著孩子恐懼的哭聲，她實在於心不忍，但自己又得值班，她唯一能想到的人就是醫療志工。

而果不其然，這一回醫療志工不僅沒有責備她，也一如往常的沒讓她失望。

「知道他住在哪裡嗎？」顏惠美得先知道男孩的父親住在哪裡，她盤算著如果住得近，就趕緊撐傘跑過去，如果住得遠，恐怕得出動機動組開車載她前往。問了翻譯得知，他就在醫院旁邊的工地事務所。停車場旁有幾間鐵皮屋，他就住在其中一間！

距離並不遠，但顏惠美一踏出門就吃了虧，她的傘在一秒瞬間就被風吹得開花，她勉強用這把傘抵擋無情風雨，但才短短幾秒鐘的時間，她已經全身濕透，只能用小小的手掌頂在眉心，希望能讓眼前的視線清晰一些。

她知道自己擋不住這場雨，但仍朝著目標跑去。途中，她不斷被風吹得偏離路徑，腳步卻絲毫沒有放慢，一心只想著：「孩子那麼害怕，我得趕快找到他的父親。」

工地事務所有幾間小隔間，只有其中一間亮起燈，在這個颱風夜裡，工地沒有辦法施工，事務所的燈還亮著的那一間，定是哈米迪父親的暫時落腳處。顏惠美不疑有他，奮力的用冰冷的手敲門，雨水被握在她的手掌心裡，也被敲進了門縫中。

門很快就打開了，只見哈米迪的父親穿戴整齊，似乎早就準備好要出門一趟。

「事後他告訴我，事務所的電話有響，但他不敢接，因爲他怕自己聽不懂中文，不知道該如何回應。」顏惠美在那時看見了所謂的父子連心，「但是望著窗外的強風暴雨，他知道，孩子需要他。」

哈米迪的父親跟著顏惠美一路冒著雨，他們的衣服濕透了，頭髮也被打濕而緊緊貼著頭皮，一走入擁有中央空調的醫院大門，兩個人都忍不住發抖，但仍啪答啪答的踩著濕透的鞋子，一路往哈米迪的病房去。

當打開病房房門，哈米迪見到父親那刻，他露出了看見母親傳回來的錄影影像那時的笑容。無論狂風如何拍得窗戶乒砰作響，他相信，自己一定能安穩的進入一個沒有恐懼的夢裡。

第二十二章　充分使用每一天的生命

證嚴法師要為慈濟醫院找一位院長，思來想去，他認為杜詩綿最為合適。但杜詩綿雖然樂意，但現實的狀況卻讓他百般猶豫，因為此時的他已經被確診罹患肝癌末期，主治醫師粗略計算，最多只剩下半年的時間。

他告訴法師：「我身上有一顆定時炸彈，如果臨時有個萬一，我不只會辜負您和各位董事的期待，也對不起慈濟的委員跟捐款的民眾。」

但法師卻依舊信心十足，「我的心臟病，不也是一顆不定時炸彈嗎？無論生命還有多長，只要它一天不爆炸，就充分使用一天的生命吧！」

患者在醫院的歲月，並非分分秒秒都在治療中度過，當疾病好轉，身體邁向康復之路時，有那麼幾個偶爾的片刻，患者也能在醫療大樓的一方角落中，規劃著時間的用途。有人選擇看書，有人選擇打電話和許久未見的親友閒話家常，也有人閉目養神享受難得的身心寧靜，而哈米迪則決定要與醫療志工媽媽，來一場下午茶。

計數著距離出院的日期，再過一個禮拜，哈米迪就要回到印尼了，如今少了掛在他鼻頭上的大腫瘤，他的視線不再受到阻擋，步伐也不會因此而有所遲疑，若非這一身方便檢查而穿上的病人服，漫步在醫院的連通道間，別人或許會誤以爲他是來探病的家屬。

醫療志工邀請他到社服室，沏了好茶，備妥茶點，正在等著他前去。他並不急，因爲他知道，志工媽媽將會耐心十足的等待他，一如以往在病痛與復健中，她們隨侍在側，等待他康復的那分耐心。

他將一雙手交疊放在身後，慢慢的走，細細的看，這間醫院的一切，都將成爲他生命中最不可抹滅的美好風景。少了腫瘤阻擋在眼前，他自然也不怕雙手放在身後會來不及在跌倒的時候撐住身子，他再也不是以前那個哈米迪了，醫師不僅取下了他困擾已久的眼前障礙，甚至顧慮美觀，還將他原本兩眼之間五・五公分的距離縮短爲三公分，並重塑鼻梁，原本眼珠往兩邊歪斜的現象也漸漸獲得改善。

他看得更清楚，步伐自然也比以前還要穩健許多。

顏惠美見他遠遠走來，那雙手向後搭著、慢條斯理的模樣，不禁在心裡驚嘆著：「這孩子走路的模樣，眞像個大老闆！」

相處的這段日子以來，在治療中的細碎時間裡，透過翻譯，醫療志工得以從哈米迪父親的口中拼湊這個男孩的一生。

哈米迪的父親說，由於長相怪異，哈米迪自然在成長的過程中遭受不少排擠，雖然不少時候也會獲得善心的資源，偶爾走在路上，有人會因爲憐憫而從口袋裡掏出幾個銅板給他。

「因此他一度還想行乞，覺得至少還可以賺點錢。」哈米迪的父親將所有的無奈與難堪全都託付在這口被他重重呼出的嘆息聲中，渴望這一吐氣，就能與所有的絕望愼重揮別，「我們不求富貴，只期望他能跟正常人一樣的生活、工作。」

如今隨著腫瘤移除，外貌調整，這個渺小的願望，或許眞有實現的一天。

「誰能想像曾一度成爲乞兒的哈米迪，如今竟有大將之風？」顏惠美不由得心想，或許哈米迪上輩子眞的是個大老闆，只不過因爲滿腦子一直想著錢、錢、錢，因此才想到擠破了頭，而今生化爲腫瘤。

幻想的腦袋還沒停止運轉，哈米迪已經走到她眼前，笑瞇瞇的。

在這個短暫又美好的午後茶時間裡，哈米迪好開心，他不斷的說著話，咯咯的笑著，顏惠美看他開心，卽使聽不懂他的語言，也被渲染了這分好心情。

突然之間，一個突如其來的念頭閃進她的腦中。

「我只是跟這孩子喝杯茶，他就這麼開心，那麼我何不跟醫院裡所有的病人一起喝茶呢？」

大廳的下午茶，與患者共度美好時光

哈米迪搭上飛機，在祝福聲中回到他的故鄉，也回到他母親的身邊。他離開後，醫院一如往常的平靜，也一如往常的熱鬧，醫療志工卸下了照顧哈米迪的責任，但同時也扛起其他新進病人的關懷重量。

哈米迪離開後的第四十八小時，正巧遇上了七夕情人節，顏惠美認爲，時機正在提醒著她，該將腦中的想法化爲實際行動。

「可不可以麻煩妳幫我廣播，告訴大家下午三點在大廳有場茶會，歡迎大家來喝下午茶。」面對顏惠美的一臉雀躍，負責廣播的同仁卻迷茫以對，這個請求太突然，內容也過於突兀，「下午茶？我們從來沒有做過這樣的廣播……」

「拜託、拜託。」顏惠美回頭望向社服室，看見其他醫療志工早已個個興奮的在張羅圓桌、小椅以及桌巾，遠在廚房那一方，也有一群人手在大鍋爐邊熬煮一鍋香甜的紅豆湯，「跟全院病人一起喝下午茶，這是我們第一次的嘗試，如果可以，我們希望這能成爲醫院的傳統。」

總機同仁還是廣播了，聲音傳到大廳，傳到走廊，也傳進每一間病房。

如此臨時舉辦的活動，沒有人能算得準究竟會來多少人，但醫療志工早已打定主意，卽使只有寥寥幾人，他們也要全力以赴，期待短暫的午茶時間，能讓在治療中身心疲憊的患者與家屬，獲得一絲的慰藉。

但現實偶爾還是會上演出乎意料之外的戲碼，不到預定的三點，大廳已經滿滿都是人，有的步履艱辛，有的小心翼翼的推著點滴架，還有不少人在家人的攙扶下前來，他們來到現場，找尋熟識的醫療志工，幾句閒話家常穿插著笑容，突如其來的下午茶之約沒有半分的陌生與不自在，因爲在醫院這段期間，醫療志工猶如親人常伴在他們左右，下來喝杯茶，就像跟家人喝茶般的自在。

他們喝著茶，吃著點心，輪流上臺分享自己對抗疾病的艱辛，也讚嘆醫護的細心呵護，在愉悅的笑聲中，午茶時間卽將走到謝幕。突然之間，一位患者提議：「我想跟大家一起唱首歌，我們來唱歌好嗎？」

「這不是我們原本預設的節目，但大家開心，我們也樂得配合。」顏惠美笑著說，一個唱完之後，下一個馬上舉手登臺，剎那間下午茶時間成了現成的卡拉 OK 大會。

美好的緣分，串連各病房間

「從此之後，每個禮拜六下午三點的下午茶時間就成爲慈濟醫院的傳統，有歌唱、講慈濟故事、病患對醫護的感恩，這就是我們下午茶的意義。」顏惠美表示從哈米迪身上所獲得的啟發，自此之後成爲慈濟醫院的傳統，也是在茶會上，她才認識了那一對畫家夫婦。

夫婦倆一位戶籍臺灣，一位戶籍中國東北，長年居住在日本，因爲承接美術工程而回到臺灣，在工作繁忙中，先生的腳染上蜂窩性組織炎。

「可以幫我們錄影嗎？」茶會進行到一半，男人走到顏惠美的身邊來，請顏惠美錄下他與太太即將上臺唱歌的模樣，喜孜孜的說要寄回日本給兒子看，「讓他看看我在臺灣的醫院過得多溫馨，有下午茶喝，又能高歌一曲，與大家同樂，連醫生與護理師也很關心我，讓兒子安心，不用讓他牽掛我的病痛。」

緣分將顏惠美與畫家夫婦緊緊相連，她開始走入他們的病房，畫家也拿出他的得意作品的畫冊給她看，並也告訴她，住院這段期間，被慈濟醫院的醫療志工的付出所感動，他們決定在身體康復之後，也要當志工。

「歡迎你們一起來做志工！」

顏惠美笑得樂不可支，帶著這分愉悅的心情回到辦公室時，並遇上了那位神情極爲憂鬱的女人。於是她走向前去，關心的問著對方：「這位太太，你怎麼了？」

年輕女人一抬眼，清澈的大眼裡滿是淚水，「我先生現在就住在心蓮病房，醫生說，他日子不多了……」

一字一句逼得顏惠美不得不將剛剛的好心情收進內心深處，眼下她得柔和以待，但她並不急著開口，她知道這個女人之所以會走到社服室門口，必然有事相求。

「我們的女兒才兩歲多，不知道有沒有誰能幫幫忙，幫我丈夫畫一張畫像，給我們的女兒留作紀念。」語畢，她已經泣不成聲，紀念品聽起來深具意義，但在死亡面前，無疑也是象徵著生命即將走入盡頭前的最後留念。

「正好在醫院住院的病人中有一位畫家，我這就幫你去問看看！」在女人的期待中，顏惠美才剛停下不久的腳步，隨即又往畫家的男人病房走去。

走到男人病房前時，正巧醫護團隊正在爲男人換藥，於是顏惠美耐心的在門口等了一會兒，直到藥換好後才走進去。

聽到她的請求，畫家二話不說，「當然沒問題！」

得到同意，顏惠美很是開心，問：「就約今天下午好嗎？」

「不！我們現在就去！」

男人邊說著，與他相知相惜多年的太太，早已從行李櫃中取出他們形影不離的畫架，並熟稔的背在肩上，準備即刻出發。

「可是你才剛換完藥……」

顏惠美話還沒說完，男人就搶著開口，「你知道嗎？人生很無常，說走就走，這件事我們必須趕快做！」

「原來成功的人是把握當下的。」顏惠美敬佩的心想。

畫家忍著步步疼痛，一跛一跛的緩步走向心蓮病房，在太太的攙扶之下，他在病房中選了一個最好的角度，乘著午後陽光灑進的明亮光線，不到十分鐘的時間，一幅人物畫像已然完成，畫中的男人神清氣爽，沒有病態，只有爽朗。

畫家沒見過男人的小女孩，但他將自己的心意全都寄託其上，希望女孩能擁著這幅父親的畫像，堅強的長大。

不多久，心蓮病房的那個男人嚥下了最後一口氣，聽護理師說，男人在過世之前，與母親以及太太共同做出決定，要將大體捐給醫院做病理解剖。

「他們說，一個生病的陌生人，不求回報就來到病房為他作畫，那麼他們所能做的大愛奉獻，就是爲醫療的研究捐出大體。」輕輕閉上眼，顏惠美將手撫向胸口，在這寒冬時節裡，這些溫暖故事與回憶，將她的心溫得熱呼呼的。

男人過世那一天，病房裡沒有大鳴大悲的哭泣聲，家人們默默垂淚，而男人的母親更是堅強，她在兒子的耳邊，以慈母的姿態百般讚嘆，「孩子，我以你爲榮，做爲醫院的病理解剖研究，你的奉獻，可以讓醫生拯救更多的人，孩子，我以你爲榮。」

在助念的佛號聲中，男人的靈魂獲得安息，而爲他作畫的畫家也康復出院，並實現他在院中的承諾，成爲一名快樂助人的志工。

「慈濟醫院的下午茶會締造了三贏。」像是吃了一塊蜜糖，顏惠美的臉上盡是甜蜜，「一個捐了病理、一個做了志工，而那個第一位跟我們喝下午茶的哈米迪在回國之後，也找到了一份工作，不用再當乞丐了。」

哈米迪替人打掃，薪資雖然並不豐厚，但已經足以溫飽，就在他領到第一個月的薪水時，他從薪水袋裡抽出一萬元的印尼盾，折合臺幣大約十幾塊，但對從未過上正常人生、賺過一分錢的他而言，這一萬元猶如閃閃發光的金礦。

他把錢交給父親，交代這筆錢一定要捐給慈濟，「用這筆錢幫助有需要的人，一如他們當年這樣幫我。」

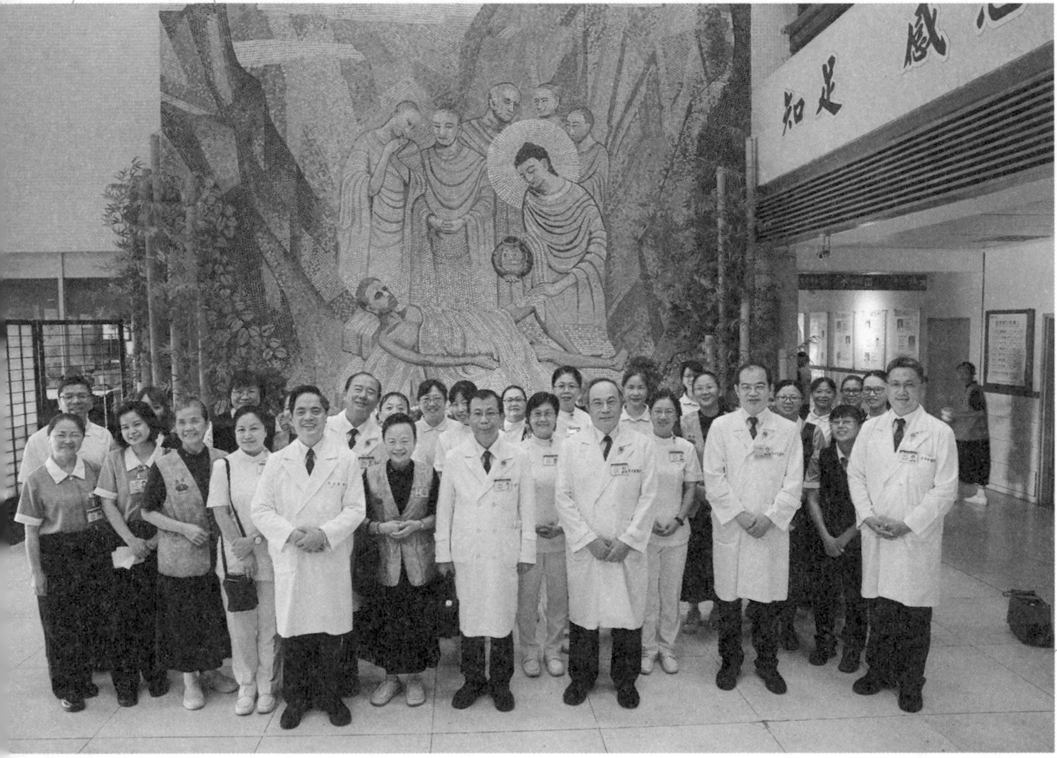
知足 感

輯四

守護——成為最堅強的後盾

第二十三章　把寶貴的時間用來做好事

建院的工作始終沉重，艱困的挑戰一個接著一個無情的襲來，但證嚴法師從未曾有過退卻，弟子不禁感嘆，別人是靠身體支撐著精神，但師父卻是用精神支持著身體。

法師期待眾人能把握當下，「人命並不長久，我們要把握時間，把寶貴的時光用來做好事，才是人生最大的價值！」

醫院的營運從來就不是一件簡單的事情，每天都有悲歡苦痛在這幾棟大樓之間循環上演，有人因爲醫生宣告確診而難以消受，有人則在祝福聲中昂首闊步離去，還有人徘徊在復健與治療中，爲狹窄的生命開拓象徵未來的大道，也有一部分的人在這裡與家人生死別離。

「常常看到那幾個人出現在急診室。」社服室裡，聽到的故事不多不少，因爲對醫療志工而言，源源不絕的患者，理所當然就有源源不絕的故事，只是偶有志工也會感嘆，不珍惜生命的人怎麼會那麼多？「不是跌倒，就是被車撞，過來的時候總是醉到不醒人事，輕傷還好，骨折、重傷也有過幾次。」

嘆息不僅只是爲了宣洩無奈的情緒，還有對對方人生的感嘆。

「都是同一個人嗎？」顏惠美好奇的問。

她獲得的回應，又是一聲長嘆，「不是，但就那幾個人。」

常在急診室服務的志工告訴她，那幾位都是遊民，在生活上，他們沒有家，也沒有親人，窩居在橋下、路邊，在經濟上，他們沒有工作、收入，有了一分五毛，幾乎用上大半的錢去買酒，讓自己酩酊大醉，彷彿困在意識混沌的世界裡，他們就能忘記自己身處在一個沒有愛沒有暖的地方。

每回被送到急診接受緊急治療後，他們只能向醫護愼重道謝，口袋裡拿不出半分的醫療費用。

志工滿臉憂愁，醫院的虧損始終就像是一個挖不到盡頭的大洞，但更關心的，是這些人的生命價值，「如果他們能有一個安穩的生活，不僅不會造成醫療浪費，也不用受那麼多病痛之苦了。」

聽著，顏惠美內心跟著惋惜，但腦袋卻轉個不停，想法就像棉花糖，在旋轉中逐漸擴大成形，最後她大膽提議：「我們去找遊民住在哪裡！先把他們找出來，再想想辦法幫他們脫離現在的生活！」

尋找遊民，從關懷開始

起初，醫療志工怎麼都找不這群人。

「我們都在結束醫院工作後過去，大約是六點多左右。」顏惠美細數著幾處遊民可能暫歇的地點，火車站旁、大賣場旁、天橋下以及公墓旁的空地等，但無論他們去到哪處，只見四處堆著紙板、看起來既沉又重的厚被，以及一些鍋碗瓢盆與個人物品，卻總是不見人影。

由於醫療志工住在靜思精舍，門禁時間是晚上九點，因此他們無法在那裡靜心等候遊民回來，幾次之後，顏惠美認爲這也不是辦法，於是心生一計，她告訴志工：「既然我們晚上去遇不到他們，那我們清晨去總見得到了吧！」

幾位醫療志工興沖沖的約好，在清晨四點起身集合。

此刻，清晨的霧氣正濃，腳下的每一步都在地面上印下了濕潤的印記，每一次的呼吸，也為肺部帶來一陣清新的涼爽，但最讓他們開懷的是，前幾日總不見人影的地方，果真就零零散散的躺了一些人，他們蜷縮在厚被中，用紙板將四周駕高以擋寒風，環境雖然克難，但依舊睡得安穩。

「找到人就好，我們別吵他們。」幾位志工拿出隨身紙筆，圍在一起書寫，字條上寫著身分、來意，並約定下次再來會帶些足以裹腹的食物，還有幾床輕薄保暖的棉被，誠摯希望他們都能在。

約定的時間隨著分針與秒針的移動到來，志工也片刻不差的依約出現，讓他們深感欣慰的是，即使夜色黑暗，但已經有不少人提早回來，正在等著他們。

物資一份一份的發，棉被一床一床的送，過程中，志工也藉機詢問一位位的遊民，何以窩居於此？又住了多久？

「長長短短幾年、幾個月都有，離家變成遊民的起因，每個人都有自己的一篇故事。」有人防衛的告訴志工，自己沒地方去，也有人只是輕嘆著被家人放棄，顏惠美感嘆的發現，他們的年紀大多不大，平均落在三四十歲的中壯年紀，一雙手腳大多也都很俐落，她心疼、不捨，也覺得遺憾。

接連幾個月，他們不時送去物資，也請醫院的醫護團隊前往義診，在信任的建立中點滴勸慰，並結合縣政府社會處、村里長幫忙另尋安身之處與就業的機會。

投身環保志工，找尋另一個安身處

「幾個月之後，我們再去一處一處的探望，竟然都清得乾乾淨淨，年輕人都找到工作，年紀較長、身體不方便的則由縣政府社會處協助安頓。最後剩下永吉橋下那七、八位。」隨著關懷的時間拉長，顏惠美笑言，彼此之間的情感連結也就愈深，「每次我們一去，只要喊著慈濟志工來了！就會看到橋下一個接一個冒出頭來。」

時序即將入冬，醫療志工心裡很著急，關懷遊民的最後一哩路不能再慢慢走。「與其在這裡沒事做，我帶你們去環保站幫忙好嗎？」顏惠美動之以情，也勸之以理，她告訴他們，環保站正缺人手，如果他們願意去幫忙，雖然沒有薪水支應，但至少三餐無虞。

隨著天氣愈來愈嚴寒，對遊民們而言，能夠溫飽三餐，確實值得心動，幾乎所有人都同意隨著志工前往。

一到環保站，醫療志工並不急著安排工作給他們，反而拉著他們到環保站的浴室清洗身體，再從二手物資處挑幾件乾淨合身的衣服。

「環保站的工作不是上下班的制度，不用打卡，你們不想做也可以不來，但在這裡有個條件。」顏惠美深知，這些條件對他們而言一項項都是挑戰，「不抽菸、不喝酒，也不能嚼檳榔。」

她見有幾個人的表情開始產生變化，心裡明白他們的心意開始動搖，爲什麼不會動搖？這是他們生活的一部分，同時也是在慘澹的歲月人生中，最難能可貴的享受。

但顏惠美沒有讓內心的柔軟將理智覆蓋過去，於是她又祭出了另一個誘因，「現在距離過年還有一個月，如果你們天天來，過年時我們就帶你們去買雙新鞋作爲新年賀禮送給你們。」

打從他們離開家庭並流落街頭開始，吃的、穿的、用的，就再與新東西沒有任何關連，嶄新的一切距離他們就像天那麼遠，看得到，卻摸不到，他們的人生也是。

於是他們幾乎沒有絲毫猶豫就答應了顏惠美。

他們每天都去，顏惠美也是。看著他們每天報到，埋首在資源回收中細細分類，有時難擋菸癮發作，就跑倒茶水間大口大口灌下冰水，一股暖流在她胸膛漸漸溫熱，「或許，一個月之後，這群人眞的有可能扭轉人生……」

改變人生，安身又安家

當氣溫開始陡降，陽光尚未露臉的清晨開始颳起刺骨的寒風，冬天以它一貫傲然的姿態正式向世人問好，農曆過年也翩然報到。

醫療志工信守承諾，帶著這群人去鞋店挑鞋，結帳後一路帶回醫院，由當時的高瑞和院長親自發送壓歲錢的紅包祝福，院長甚至大方承諾：「希望你們能多去環保站工作，把菸酒都戒了，如果戒不掉就來醫院，我們有專業的醫師可以協助！」

前景看似光明美好，但年假過去之後，唯獨留下一人持續報到，其他人都不再來了。

醫療志工心裡的希望泡泡頓時碎了滿地，但看著天空中獨掛的那個脆弱的泡沫，他們不停的安慰自己，至少還是有一個人留下來了，而他這一留，又是一個月。不僅天天報到，原本的菸癮、酒癮也全都斷得一乾二淨，除了那條年輕時因為事故而撞瘸的腿沒有恢復的可能，志工見他幾乎已經是煥然一新。

「我們一直都在觀察你，覺得你很有心。」休息時間，顏惠美坐到他身旁，告訴他，志工這些日子以來有在討論，靜思精舍前原本興建給因為風災而吹垮家園的鄉親居住的小屋，如今只住著一位年邁的大叔，有多餘的房間可以讓他安身立命，「不過距離環保站有些距離，騎腳踏車大約要三、四十分鐘，不知道你是不是願意到那裡安住呢？」

突然來的好消息，讓男人不知所措，一句話也沒說。

顏惠美急急的解釋：「雖然距離有點遠，但就把它當作是運動也好。」

話還沒說完，男人就已無聲的搖頭打斷她，深呼吸了幾次，才終於說了話，「不是的，我很願意，非常謝謝你們！遠沒關係，有得住就好，我不想再回橋下了。」

他開始說起了這段日子以來從未說過的話，那是他最不堪的過去，最想抹滅的曾經。

「以前我在貨運行工作，雖然是做粗重的工作，但薪水還夠過活，日子也算很安穩。」但一次的翻車意外奪走他一條腿的正常功能，也讓他失去了工作，「我這條腿不能開車、不能搬貨，貨運行的老闆留著我有什麼用？要去找其他工作，老闆一見到我走路的模樣，連談都不願跟我談。」

他的學識不高，白領的工作承擔不起，藍領的工作又因爲行動障礙而處處碰壁，別人的否定將他推往憂鬱的深谷。起初，他喝酒只是想讓自己短暫的與世界告別，但漸漸的，酒精開始支配他的意志。

「我家的人漸漸不再能容忍我，於是我就出來流浪，然後就像你們看到的，最後窩在永吉橋下。」當遊民的這段日子裡，他得忍受夏季裡的熱浪與蚊蟲，寒冬中得學會如何搭起足以遮風的紙板，裹在潮濕厚重的髒棉被尋求一絲微不足道的暖意，「我也常常挨餓，但遇到的好心人不多，甚至還有人會朝著我丟石頭。」

強忍的淚水在他眼眶中不停打轉，遊民的生活讓他的身體沒有辦法乾淨清爽，但那些不願落下的淚水卻像清晨的露水般透澈，「直到遇見你們，我才活得有點像人……」

抬起頭，他把眼裡的淚水盡量眨掉，彷彿這樣就能讓志工看見他眼底的眞切，「師姊，距離遠沒有關係，和大叔相鄰左右就當互相照顧，我願意去妳說的那個地方，我不想再回到橋下了。」

顏惠美點點頭，要他放心，而另一方的志工一聽，早已展開行動。

部分志工走往市場，採買居家所需，部分的志工則帶著熟識的護理同仁，買了油漆要爲老房子重新刷上乾淨明亮的色彩。幾天之後，許文林副院長與護理同仁、社工師、志工，足足有二十幾人歡歡喜喜到來，陪著他一起入厝。

入厝的場面熱熱鬧鬧的，還有貼心的志工煮了一鍋紅豆湯，要讓現場的人都沾沾喜氣。

「五年了，他現在也六十幾歲了，一樣每天都到環保站報到。」談起永吉橋下的現況，顏惠美不敢妄語，她坦言至今橋下依舊還有幾位遊民，「清零」依舊是一條漫漫長路，但他們從不放棄，「醫療志工的關懷一直都在。」

他們衷心期盼，會有那麼一天，這些人能找到安居樂業之所在，那一天可能很遙遠，也可能近在眼前，但至少在這一番的努力之下，如今慈濟醫院的急診室少了許多因爲無端事故而被送進來的遊民。

第二十四章　願做良醫

曾經，有個被蛇咬的小男孩急著入院治療，卻因為繳不出保證金而無法住院。最後在慈濟功德會的協助之下，終於得以接受治療。證嚴法師談起這段回憶，感嘆的表示，這類的事件不止一次，因此慈濟醫院營運之後，取消保證金制度。他期勉所有醫療同仁「要做良醫。」

證嚴法師也決定培育更多在地的、具有慈濟人文慈悲喜捨精神的醫療人才，於是開始慈濟醫學教育，「良語良師」是其中特色，希望醫師及所有醫事同仁的養成，不只具專業，更能以病人為中心，提供最好的治療與照護。

二〇〇二年，花蓮慈濟醫院在層層審核之後，終於通過成爲醫學中心，身爲東臺灣第一家醫學中心等級的醫院，這是一分殊榮，也象徵著任重而道遠的責任，生命扛在他們的肩上，不容隨意卸下。

醫護團隊的招募並沒有因爲醫學中心的光環而更爲順遂，所幸慈濟醫學院陸續培訓能獨當一面的畢業生，即使不少人仍向外走去，他們有些人去到北部的大醫院，也有不少人選擇到西部謀求未來所願，其中也有一部分人選擇留守慈濟醫院，在花蓮這片早已熟悉的土地上奉獻所學。

然而無論醫護團隊是多是寡，志工始終都在，團隊更是日益茁壯強大。

「不是想當志工了，就有機會可以來做志工。」常住志工楊芳嬌往昔要周旋於職業與志業之間的年輕歲月，臉上的笑容藏著一絲感嘆，「當時我在銀行上班，請假並不能隨性，每當聽見師兄姊在分享去醫院當志工的種種，以及收穫滿滿的心情感受，常讓我羨慕不已。」

羨慕掛在嘴上，也像一把又綿又細緻的糖粉灑在她的心口上，想起醫療志工，永遠都是期待多於實現，她不斷告訴自己，總有那麼一天，她也可以。

當時的她從沒想過，這一刻會來得如此突然，驟變會來得令人措手不及，一九九九年至二〇〇〇年之間，父母親相繼離去。當後事一切安然，她開始靜心思索，此時，證嚴法師曾經的開示就像一道光，穿透了讓她受困憂愁的薄霧。法師曾言：「一切物質，乃至於國土，沒有一項永遠是我的；世間一切萬物總歸是無，將這些道理看盡了，對的事情就去做，實踐想完成的心願，每天都會很歡喜輕安，不需要惶恐和憂愁。」

翌年，她毅然決然向公司請辭，決心作個歡喜輕安的全職慈濟志工。

多數時間，她投入在筆耕志工的志業之中，埋首記錄因九二一大地震後，遭受毀損學校的校史。一天，她在靜思精舍巧遇顏惠美，曾經那股對醫療志工的熱情就像一把滋滋作響的火燭，在她心中燃起了熱情。

永遠都記得，好久之前，她才初入慈濟不久，一回遇見顏惠美，還問她：「師姊，要有多少積蓄，才可以安穩的在醫院長期做志工？」

如今想來，她笑自己曾經的天眞，但也欣慰，現今的自己已無後顧之憂。

顏惠美得知她對醫療志工有興趣，對於文字記錄也有興趣，於是熱情邀約她到醫院參與志工的行列，並協助爲醫療志工所做的點點滴滴，留下足以回憶的紀錄。

醫療志工走入病房，也走進社區巷弄，有好一段時間裡，她以爲志工的任務大抵如此，變化的核心始終不脫離服務，從來沒想過，有那麼一天，醫療志工也將承擔起「良語良師」的角色，成爲醫學生、醫師的老師。

自費自假，投身標準化病人

二〇〇六年慈濟醫院引進「標準化病人」訓練。

標準化病人是一九六三年由美國南加州大學神經科醫師 Dr. Howard Barrows 所發想運用在臨床技能訓練與評估的教學與考試方法，他認爲傳統的筆試與口試無法評估醫學生的臨床反應能力，因此訓練藝術系的學生模仿眞實病人的臨床病徵，且無論在情緒或是肢體語言上都力求逼眞，藉由這些藝術系的學生的「模仿表演」，作爲醫學生問診的訓練，以豐富他們的臨床判斷與醫病溝通。

這一個起心發想在實際執行之後，獲得出乎意料的良效，自此逐漸受到國際重視並開始廣爲複製仿效，而這些協助醫學生進行問診訓練的演員，而後被稱之爲標準化病人。

臺灣各醫學院也陸續引進此訓練方式，而後更成國家考試中的必考項目。

「很多醫學院都特別聘請演員來當標準化病人，但我們打從一開始，就是由志工來承擔這個重責大任。」承接標準化病人志工窗口任務多年，楊芳嬌每談起這分任務，心中就有無比的興奮，「上人說，大體老師是無語良師，而標準化病人是良語良師，爲標準化病人做了很好的定位。」

慈濟醫院在發展標準化病人計畫長達一年之後，於二〇〇七年開始籌備標準化病人中心，並於二〇〇八年正式啟用，目前總計培訓有一百六十位經過十二個小時受訓、且通過國家考試取得相關證照的標準化病人，人數上相當充裕。

楊芳嬌表示，標準化病人有年齡上的資格受限，超過七十歲的標準化病人不再領有國家級臨床技能 OSCE 測驗的演出證書，但部分志工並沒有因此功成身退，他們去到慈濟大學的護理系、慈濟科技大學樂齡大學，協助訓練學生以及新進人員。

「標準化病人成立之初，志工自掏腰包買車票坐車來，也不收演出費，連四季繼續教育訓練都是如此。」楊芳嬌笑著說，有些必要支出的款項，還是由多位標準化病人志願捐出，「他們不僅付出無所求，甚至還常說著，感恩有機會讓他們付出。」

來自四面八方，願為醫師之師

二〇〇六年三月十二日，首梯標準化病人課程開課，顏惠美得知有此需求，立即發出標準化病人的招生訊息，在很快的時間內，就招生額滿。楊芳嬌笑言，當時對於標準化病人的工作內容，多數報名的志工並不相當清楚，但卻義不容辭，「他們積極投入，只因爲知道醫院需要人，就全心投入！」

首梯三十四位學員，除了有花蓮本地，也有許多來自大臺北地區的志工，這些願意成就實習醫生臨床技能的志工，有些人親身經歷過病痛，有些人雖然沒有住院經驗，卻有滿腔學習的熱忱。

訓練課程內容多元且紮實，也請來大愛電視導演蕭菊貞擔任講師，不只在肢體動作上加強訓練，也強化肢體動作與內心情境的結合。

由於投入的志工人數多，因此無論是年齡層、外貌身形或是個性都相當多元，扮演起各式各樣不同個性與疾病的標準化病人，都能更能趨近於現實。

楊芳嬌笑言，曾有一位志工就考倒過多名實習醫學生。

「林江龍師兄過去曾是大哥級的人物，在劇本中，他扮演的是罹患胰臟炎的黑道大哥。」楊芳嬌記得，在訓練課程中，林江龍不停埋首在筆記之間，相當認眞，但一上場還是慌了手腳，「卽使如此，因爲他長得嚴肅，表情又因爲裝痛而更爲猙獰，雙眼瞪大的模樣嚇得實習醫生不敢不照他的要求，甚至還答應要幫他打止痛針，這一答應，就錯了。」

在一次又一次的訓練與考試過程中，楊芳嬌體悟到，一位醫師的養成，標準化病人是他們臨床技能訓練不可或缺的一環，透過訓練與考試，不僅是在累積醫學生問診的經驗，訓練他們的臨床診斷的細膩度，同時也是在堅強他們的內心與自信，「以後當他們在面對不同的病人時，這套訓練可以增加他們在醫病溝通這部分的熟練度。」

自從醫療志工開始投入標準化病人之後，直至今日已十七年，訓練的醫學生不計其數，每回 OSCE 國考，慈大歷屆醫學生幾乎全數通過，由志工團隊所組成的標準化病人，可謂功不可沒！

愁苦評鑑期，美味擔仔麵

醫療志工團隊在醫院裡，扮演著支援的角色、訓練的角色，同時也在每回醫院評鑑的重點時刻，化身清潔大使。

「評鑑可以說是醫院同仁最緊張也最忙碌的一段時間了。」張紀雪回憶幾次陪著醫院同仁度過籌備評鑑時的難熬時期，直呼平日裡同仁的睡眠時間就已經遠遠不足，在那一段日子裡更顯煎熬。

一如以往，志工在一旁看著，心裡不斷自問：「我們能幫些什麼？」專業領域他們無從協助，能夠幫忙跑腿的工作也不多，但很快的，他們就從細節中，找到自己能奉獻所長之處。

「打掃！」張紀雪笑言，環境的清潔度也是評鑑內容之一，早在評鑑日到來之前，志工就會開始編組輪班，不僅將院內每一條走道都刷得晶亮，無論是病房、護理站、診間、會議室，或是手術室，都有志工趁著空間利用短暫空檔，捲起衣袖入內又刷又洗，誓言不放過任何一片塵埃。

隨著慈濟醫院的建築規模漸漸擴大，直至今日，估計每次都得動員一至兩百位花蓮與宜蘭等地的志工，才能趕在評鑑之前清掃完成。

過程中，醫療志工仍得專注於原本的崗位與工作，但看著同仁日益憔悴的臉龐，以及無法放下所責，選擇留在醫院加班的辛勞背影，志工不甘於只是協助清掃而已，他們還想做更多的事！

「於是我們開始在評鑑期間推出擔仔麵餐車，店長就是我！」開懷的笑聲從張紀雪的嘴巴聲聲傳出，她朗笑著說，身爲一名醫療志工，必須要有三頭六臂的功能，「我們眞的就做了一個流動攤販的小推車，推到三棟醫療大樓之間的連通道方便同仁取用，每天至少都要準備五六百份麵，總計每次評鑑就要供應上萬碗的擔仔麵，暖暖同仁的胃，也溫暖他們的心，用這種方式和他們一起加油！」

即使這擔仔麵餐車每隔四年只出現這麼一段時間，但製作過上千萬份擔仔麵的店長張紀雪，心中早已烙下了備料、煮麵的所有過程，「餐車推出去之前，我們要先把麵一陀陀的秤重分好，再準備素丸子、青菜、豆芽菜，還要滷一鍋最關鍵的素若燥！」

爲了讓白班與小夜班的同仁都能品嚐擔仔麵所帶來的美味，因此擔仔麵餐車推出的時間貼心選在午後四點，收攤時間則落在醫療志工準備搭上七點返爲精舍安單的交通車之前。

曾有一年，評鑑的日子一改再改，擔仔麵餐車無分週末假日，整整出餐長達一個月的時間，張紀雪笑言，評鑑結束之後，不只同仁鬆了一口氣，埋首在麵湯與食材之間的志工夥伴，個個也都像是跑完一場沒有盡頭的馬拉松，大呼擺攤的日子終於結束！

「雖然我們是『業餘』的，但同仁都說我們的擔仔麵比外面賣得都好吃！」當評鑑結束後，擔仔麵的餐車也隨之卸下所有的食材，然而擔仔麵熱潮還得再過一段時間才會退去，有好一段日子裡，同仁總忍不住問志工：「什麼時候還有擔仔麵吃？」

即便，每一次志工都堅守立場，回應：「再等四年，這是評鑑時的特製餐點！」但最後卻仍熬不過自己的軟心腸，張紀雪表示，這幾年開始，也會在農曆過年期間推出餐車，「顏惠美師姊就說，過年期間多數商家會暫停營業，多數值班同仁飲食上不方便，不如過年也來擺個三天好了。」

過年期間，除了擔仔麵之外，醫療志工甚至在醫院大廳處，有模有樣的擺上幾張桌椅，現場提供手沖咖啡，不僅讓醫院同仁能提振精神，也讓在過年期間到醫院看病與治療的患者與家屬，有一處能好好坐下、暢聊心事之處。

就這樣，醫療志工的愛心擔仔麵餐車與手沖咖啡館，在喜慶的春節假期與入冬的寒風中，於慈濟醫院裡揚起一道熱呼呼的霧氣與香氣，每一粒細小的水分子裡，都含藏著志工的愛與祝福。

第二十五章　愛與善的成就

七千五百坪，這個數字不單只是數字，在一九八六年的八月，這個數字對慈濟功德會而言是一份珍貴的禮物，總計七千五百坪的慈濟醫院正式完工，並對外開放，開始了它的醫療工作。

啟業當天，人人掩不住興奮，對證嚴法師而言，內心更多的情緒，是感恩，「這裡的每一塊磚、每一片瓦，都是由人人的心血所堆砌而成，無數人的愛與善的心血投注，終於成就了這所醫院！」

醫療志工的辦公室就在醫院入口大廳的左方，大廳裡熙熙攘攘的人潮聲，隨著始終敞開的兩扇門飄揚進來，那些輕聲碎語一點也不刺耳。

有時候，顏惠美會問自己，眼前的風景她還能看多久？

打從醫院還在興建時，她就在這裡了，直至今日，到國外學習安寧照顧與長照關懷的那各一個禮拜的學習之旅，是她離開醫院最久的時光。細數至今，除非到外地開會、參與營隊、擔任講師分享，她超過一半的人生歲月裡，都在這裡，這個熙來人往的醫院裡。

即使在自己身體微恙，住院準備開刀的期間，她仍然堅持扶著點滴架，走到病房裡親切問候，直到傳來請她回房準備進手術室的廣播時，這才安分的當了幾個小時的病人。除此之外，她只有一個身分，就是醫療志工。

三十八年來，隨著慈濟醫院的規模愈來愈大，擴建的過程中，建築師爲求讓醫院同仁方便通往各棟之間，以一條條的通道串連新舊大樓，這些通道並不平坦，也非直挺挺的羅馬大道，即便在同一層樓，有時顏惠美得順著坡度往上走，有時得繞進僅一人通行的小路，彎彎拐拐像是個迷宮般的醫院，對她來說，卻像是座美不勝收的花園。

她踏遍了每一條路，也知悉每一個空間建築，哪怕是甚少被使用的辦公室，在她的腦海裡永遠都保有清晰的地圖。

她看著醫院擴建，也看著志工與同仁之間，從疏離到親近，生活中，不會總是迎來美好，有那麼幾個片刻，象徵別離的憂愁也會隨著風帶進醫院裡來。不少年輕體壯就來到慈院工作的同仁，如今早已申請退休；在社服室裡，顏惠美也送走了不少志工，有些人因爲年紀大、行動不便，不再承擔服務之責，還有些人以寧靜的姿態走向人生的最後一哩路。

「你怎麼還在？」許多來到慈濟醫院就診的患者，大多會在他的未來人生裡，持續選擇在身體有病有痛時回到慈濟醫院治療前些日子，一個「認識」三十幾年的患者見了她，開懷的向她打招呼，咧咧笑笑的回憶，三十八年前的顏惠美既年輕又漂亮，就像朵花。

「那現在呢？」顏惠美調皮的問著，對方愣了一會兒，也露出了笑容。

他不給正面回應，只是不斷的說：「老了，我們都老了。」

老，何嘗不是呢？她早已過了七十歲的生日，一如三十幾歲之後的每一年生日，她都是在醫院度過。

她操持過無數的退休歡送會，有職工，有志工，也參加過無數次的告別式，有職工，也有志工。而又在曾幾何時，當她走入病房裡時，遇見的患者不少是曾與她攜手服務患者的志工伙伴。

顏惠美老了，但她很慶幸自己還沒生病。可是，許多昔日的戰友正在病痛中載浮載沉著。

一個夢，在她的腦中逐步成形。

承租公寓，打造慈濟人的家

慈濟醫院擁有自己的宿舍大樓，但也在不遠的社區裡承租醫師宿舍。顏惠美有好長一段時間都在打聽著那裡的消息，期待能盼得退租訊息。她沒有等太久，很快就傳來有間居家型的公寓準備招租的消息。

「這一戶，可不可以租給我？」

面對顏惠美突如其來的一問，承辦人忍不住好奇，問：「你要租房子做什麼？」醫療志工夜晚安單之處在靜思精舍，常住志工也住在那兒，他並不覺得顏惠美有任何租房的需求。

「我要給生病的慈濟法親有一個養息的地方。」顏惠美說，這是她的一個夢。

隨著慈濟醫院的醫療陣容愈來愈堅強，且各科齊備；二〇一六年神經外科權威林欣榮醫師再度回到慈濟醫院擔任院長一職，並也帶來了諸多創新研發，其中幹細胞治療嘉惠諸多過往醫療不能醒也不能走的患者。

「因爲院長的關係，病人都盤山過嶺來到花蓮就醫。」顏惠美笑言，來自海內外的患者開始慕名而來，不少人更是來尋找最後的希望，其中也不乏慈濟志工，對他們而言，這裡既有值得信賴的醫療技術，也是他們的家。

看著法親陸續回來就醫，奮力的在醫療新科技中找尋生命的新出口，其中不少年歲已長的志工，醫療上，顏惠美無須憂心，但在生活上，她卻看見了種種令人為之心疼的不便。

「中風過的法親，有人回來做幹細胞治療，一次療程至少要三四天；有人回來做化療，身體虛弱，又得常常往返；海外的志工，有的一來就是十天半個月。」顏惠美計算著，即使志工們選擇入住較爲輕便的民宿，仍然得支出不少住宿費用，她捨不得他們花錢，也捨不得他們奔波。她告訴承辦人：「慈濟志工支持醫院那麼久的時間，如今他們年紀大了、生病了，現在要換我們來照顧他們了。」

隨著回來治病的法親愈來愈多，顏惠美知道，心中的夢已經不能再高掛天邊，必須即刻施行！幾乎沒有任何的猶豫，也沒有任何的但書，顏惠美順利的租下這間距離醫院步行時間僅不到十分鐘路程的公寓。

打造自在居，全球慈濟人的家

「我希望慈濟的家人到這裡，不會覺得自己病苦很孤單，因爲有同住的法親互相照顧，而是會感覺到自己好像回到了家。」爲了營造家的氛圍，顏惠美與醫院的醫療志工用了許多時間細心打掃，在四間房間的窗戶所打進來的充足光線中，他們勤奮的刷洗，鋪上細心挑選的床單；考量部分治療會有家人陪同，也貼心的在最大間的房間裡鋪上兩張床，好讓家人能共處一室以就近照料。

每一件家具、每一項備品，醫療志工一一打點，也補足了不全的冷氣、電視與洗衣機、冰箱和電鍋，還特別牽上有線電視台，讓慈濟的家人在這裡也能隨時收看到大愛電視，看到上人。除此之外，他們特別選在一方寬闊處，掛上心經、掛畫，尊奉一尊宇宙大覺者像，期待這處小小佛堂能提供這些外地遠來的家人，安身也安心。

然而布置的過程並不總是順心，他們還是遇見了難關。

「客廳少了一座沙發……」一天，在精舍與常住師父們聊起這個家，顏惠美的眉間難得露出了苦惱的皺摺，「一座舒服的沙發少說也要好幾萬元，我想找找有沒有保養的不錯的二手沙發。」

然而不想將就又舊又不舒服二手沙發，價錢又要實惠，實在不容易。

「精舍剛好就有一座沙發！」德如師父一聽，馬上想起那座堆在倉庫裡已經長達二十幾年的沙發，那是醫院落成時，一位善心大德捐的，說是要放在慈濟部，供上人到醫院時能坐得舒服，「我們修行人哪有在坐沙發的，後來就用來招待貴賓，之後慈濟部拆除，就搬回精舍了，但因爲用不上，就這麼一直擱著。」

說著，德如師父拉著顏惠美的手，帶她去看那張雖被閒置多年，但仍被保存得相當得宜的沙發。這座人工皮革製成的沙發不僅寬敞大方，也相當柔軟，顏惠美喜愛極了！

在志工的協助之下，這張沙發從精舍搬到了「家」，安放好並調整好位置後，她將腳步往後一退，心滿意足地看著這一切，掩不住喜悅的喃喃說著：「我們終於可以歡迎慈濟人回來了。」

醫療志工為這個家取名為「自在居」，並於二〇一九年正式開放，歡迎來自全球各地的慈濟家人的歸來，只要持有慈濟委員與慈誠的證件，就可以免費入住。

自在居的房租一個月約八千元，在起初的幾年，皆由醫療志工發心捐出，而後醫院得知之後，即毅然接手承擔。然而即使如此，安排入住、照顧起居的工作，仍由醫療志工細細打理。

他們不時送去美味的餐點，也曾沿途找尋因為路途不熟，而迷路在半途的慈濟家人，如果時間充裕些，醫療志工也會跟他們介紹客廳那張沙發的歷史。

一次，一位來自臺東，委員編號在一百號以內的資深慈濟志工因為剛出院，身體虛弱而無法承擔路途遙遠的車程，當時還包著紙尿褲入住自在居，聽到正在坐著的這張沙發是來自精舍，更是三十幾年前，證嚴法師放在慈濟醫院慈濟部用來招待貴賓的座椅，她不禁雙手合十，惶惶說著：「這麼有意義的沙發，我怎麼能包著尿布坐在上面！我得趕緊學著自己上廁所才行。」

「不多久的時間，她果真就自己去如廁，不用再包尿布了。」顏惠美欣慰的表示，每當遇見這些資深的老菩薩，無論在身教或言教上，總讓她自嘆不如，「像這位志工，她對上人尊敬的心，值得我們敬佩。」

醫療志工，永遠的後盾

三年過去，醫療志工招待的總入住自在居的人數共八十幾位，有些「家人」短住一兩天，療程長一些的，也有必須住到幾個月的時候，在他們印象中，住最久的也有接近有半年的時間。

入住的家人們總會不好意思的問：「這樣免費用水、用電，我們會過意不去，可以讓我們負擔一些費用嗎？」

但醫療志工總是以最柔軟的姿態，回絕他們準備掏向錢包的手，「你們就安心的住在這裡，我們唯一的要求，是希望你們起來走動，替陽臺的花花草草澆澆水，把它們照顧好，讓大家欣賞花木的生氣盎然，心情也會比較愉快，加速身體恢復，就是給我們最大的回饋了。」

有不少時候，他們也遇過堅持要付費的家人，每當無力勸阻時，醫療志工一本正經的說：「請你們把錢捐給慈濟，趕快把病養好，還有很多慈濟事需要你們去做。」

時常這麼一句話說完，對方也只能搔搔頭，默默地將費用再收進口袋。醫療志工一再地叮嚀著說：「你們在這裡，只要好好安心養病，把身體養好了，趕快再穿起藍天白雲，繼續做慈濟。」

做慈濟，對醫療志工而言以不再只是使命，還是他們的日常。

不可或缺的一分子，永遠的靠山

醫療志工，早已成爲慈濟醫院最如常的風景之一，無論是對病人，或是同仁，都是不可或缺的存在。

林欣榮時常有感而發的告訴同仁：「志工是寶，他們付出無所求，我們一定要加倍的對他們好。」

這句話是提醒，是叮嚀，但其實在諸多同仁的心裡，他們老早就已經開始奉行，對他們而言，志工已經不只是志工，很多時候，年輕的同仁甚至會親暱的叫上一句志工媽媽、志工爸爸，這些人對他們而言，是親人。

每逢母親節與父親節，護理部同仁更是用心準備，一句祝福，一分小心意，期待能藉此時刻，將心裡的感謝一一訴諸。COVID-19開始蔓延的這兩三個年頭，護理部同仁甚至別出心裁的爲女衆志工準備康乃馨圖樣的口罩，並爲男衆志工挑選蹺鬍子圖騰的口罩，再備上一份精緻的蛋糕，恭恭敬敬的送上。

「禮輕，情意卻很濃。」顏惠美記憶中最鮮明的影像，是在每年母親節與父親節時，當他們結束一天工作準備搭上交通車返回精舍時，院長、副院長與護理部主任會偕同親送醫療志工上車，直到交通時緩緩開離醫院時，仍然不斷揮手送別，「那種感覺，就像是在送家人上火車；同仁常對別人說我們怎麼對他們好，我們何嘗不也是一直在接受他們的疼惜？」

建院至今，足足三十八個年頭過去了，歷經過覓地的困難、人才招募不易，甚至就連建院的資金都曾陷入迫窘，慈濟醫院曾經的那些困頓，都已隨著不再飛揚的工地沙土，成爲遙遠的過去。如今慈濟醫院的灰白建築群，端坐在巍峨的綠色大山之下，沐浴在第一道曙光的照拂之下。

人們常說，慈濟醫院院址選得好，後有大山做背，然而之於慈濟醫院同仁而言，他們的依靠，不是那座看似雖近、實則遙遠，且難以在第一時間呼喊其名的綠山，而是在他們身邊那些來去匆忙三十八年的無數身影，他們有著溫暖和煦的笑容，穿著簡便的背心——迷你袈裟，還有個他們常呼喚著且再熟悉不過的稱號——醫療志工。

我們永遠都在：慈悲利他・慈濟醫療志工誌 / 花蓮慈濟醫學中心作 . -- 一版 . -- 臺北市 : 時報文化出版企業股份有限公司 , 2023.11
面；　　公分 . -- (人與土地 ; 48)
ISBN　978-626-374-467-7(平裝)

419.333　　112016951

ISBN 978-626-374-467-7
Printed in Taiwan

人與土地 48

我們永遠都在：慈悲利他・慈濟醫療志工誌

總策畫　花蓮慈濟醫學中心｜照片提供　花蓮慈濟醫學中心｜主編　謝翠鈺｜企劃　鄭家謙｜封面設計　劉明總｜完稿設計　楊珮琪｜美術編輯　江麗姿、趙小芳｜董事長　趙政岷｜出版者　時報文化出版企業股份有限公司　108019 台北市和平西路三段 240 號 7 樓　發行專線—(02)2306-6842　讀者服務專線—0800-231-705・(02)2304-7103　讀者服務傳真—(02)2304-6858　郵撥—19344724 時報文化出版公司　信箱—10899 台北華江橋郵局第九九信箱　時報悅讀網—http://www.readingtimes.com.tw｜法律顧問　理律法律事務所　陳長文律師、李念祖律師｜印刷　勁達印刷有限公司｜一版一刷　2023 年 11 月 17 日｜定價　新台幣 380 元｜缺頁或破損的書，請寄回更換

時報文化出版公司成立於 1975 年，並於 1999 年股票上櫃公開發行，
於 2008 年脫離中時集團非屬旺中，以「尊重智慧與創意的文化事業」爲信念。